weishengzhishi

青少年卫生知识读物丛书

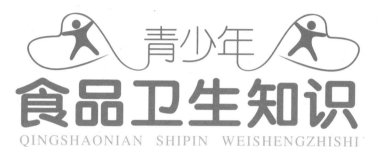

青少年食品卫生知识

QINGSHAONIAN SHIPIN WEISHENGZHISHI

主　编：朱红梅

副主编：袁平戈

参　编：（按音序）

曹　冰　范　晓　李世波

孙庆丰　王　洋

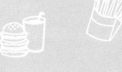

序 言

 　　青少年是国家的希望、民族的未来，是未来社会的建设者、精神文化的传承者。做好青少年的教育和培养，让他们健康成长，是每一代教育工作者、每一位父母责无旁贷的使命，也是全社会的责任。青少年时期是人一生中生理、心智发育的重要时期：生命力旺盛，对未知事物充满好奇和渴求，需要物质和精神的双重营养。而今天的互联网体系日益发达，网络资讯铺天盖地，良莠不齐。在如此情况下，我们应引导青少年汲取成长的正能量，促进青少年学生德、智、体、美、劳等全面发展。本丛书以提高青少年的"体"为中心，辐射"德、智、美、劳"的发展，对于青少年的成长关键期具有举足轻重的作用。

 　　正是为了充实青少年的课余生活，拓展青少年的视野，优化其知识结构，培养全面发展的新一代人才，本着"丰富知识、发展技能、提高素质"的使命精神，西南师范大学出版社组织相关领域的中青年专家，编写打造了这套旨在提高青少年综合素质的独具特色的青少年卫生知识丛书。本丛书共分5册，包括《青少年学习卫生知识》、《青少年生活卫生知识》、《青少年生理卫生知识》、《青少年食品卫生知识》和《青少年运动卫生知识》，从不同角度、不同侧面介绍了青少年健康成长过程中不可或缺的相关知识。

 　　本丛书有三大亮点：

 　　1.每一个知识点均以与青少年紧密结合的案例为切入点，让读者置身于各种场景，有很强的现场感；辅以专家引路、知识加油站、小贴士、禁忌行为等版块引导读者进行案例思考、互动讨论，有很强的参与感;对于相对专业的知识点,编者不以说教和知识的介绍为唯一目的,而重在通过各种版块,强调对青少年技能的培养和综合素质的提升。这种编写体例和方式生动活泼、独具匠心,是本丛书编写的最大亮点。

2.本书的案例部分专门搭配有手绘风格的插画,以图文并茂的方式将一个个鲜活的例子呈现在青少年的眼前,增强了本书的可读性,切合了青少年的阅读特点,使本书更容易被青少年接受,青少年更加喜闻乐见。

3.对知识点的阐释力求科学性、追求趣味性,尽量避免晦涩的专业术语,语言通俗易懂、清新朴实,图文并茂,这是本丛书的第三大亮点。

因此,本丛书非常适合作为以中小学生为主的青少年的课外读物,也可供中小学教师和学生家长进行课堂教学和家庭教育。

本丛书各分册编写相对独立,编写者众多。虽然我们力求丛书编写体例、语言风格的统一,但各分册也会根据其特点进行必要的调整而难以完全一致。各分册之间引入事件虽尽量避免重复,但难以避免知识点在一定程度上的交叉,即便如此,各分册对同一事件的解读也会因角度或者侧重点的不同而有自己的特色。

在编写过程中,虽然各位编者都本着对读者高度负责的精神,力求阐释的准确和科学,但限于编写水平有限以及时间仓促,书中一定存在一些纰漏甚或错误之处,望广大读者朋友批评指正。

徐晓阳

前　言

"民以食为天"，人类生命的维持需要食品，重视食品卫生是健康的基石。食品卫生从广义的角度讲，应包括合理、均衡的营养和食品卫生两大方面。

营养摄入不足，可引起营养不良，机体抵抗力下降，感染性疾病等就容易发生，治疗难度也增大。我国20世纪五六十年代死亡原因第一位的是传染病，营养摄入不足、生活卫生条件差是主要原因。

我国改革开放以来，人们生活水平迅速提高，生活方式改变明显，体力活动明显减少，营养摄入过多，营养结构不合理、不均衡现象十分普遍。据2008年公布的数据显示：我国0~7岁儿童肥胖和超重发生率分别达7.2%和19.8%，比1996年分别增加了3.6倍和4.7倍，并且这种趋势还在继续。脂肪性肝病的患病人数已超过病毒性肝炎的患病人数，糖尿病患病人数已达9240万。18岁以上的成年人高血压患病率达18.8%。这些吃出来的"富贵病"严重威胁人民的健康，是我国死亡前三位的病因。世界卫生组织预测，到2020年非传染性疾病将占中国死亡原因的79%。2012年3月30日英国报纸刊文，标题为《中国被富贵病所困扰》。2008年公布新的健康宣言，第一条是"管住自己的嘴"。

食品卫生从狭义上讲是食品安全与卫生，也是本书的重点。过去对食品卫生的理解仅仅是减少病原微生物的摄入，从而预防肠道传染病和寄生虫病的发生,如甲型肝炎、痢疾、伤寒、蛔虫病等。随着工业的发展,环境污染日益严重,食品、饮水污染等问题突出,"病从口入"的内涵在扩大。据研究,35%~40%的恶性肿瘤的发生与饮食有关,全国肿瘤防治宣传的主题是"合理饮食、防治癌症",健康报记者撰文题目为《管住嘴,防止癌从口入》。

世界卫生组织专家曾指出"许多人不是死于疾病,而是死于无知"。英国哲学家培根有句名言"知识就是力量",现在看来,知识不仅仅是力量,知识还可以带来健康、文明,文明的饮食可以减少疾病,健康的钥匙掌握在自己手中。

本书从我们身边的食品卫生问题、食品卫生与中毒(细菌性与非细菌性)、吃出来的疾病、常见食品的卫生问题、食品卫生的法规与监督管理等方面作了介绍,希望通过阅读本书能对食品卫生有所了解,对青少年的健康成长有所帮助。

本书在写作上力求集科学性、知识性、通俗性、趣味性、实用性于一体,限于写作水平及时间,不足之处在所难免,不妥之处恳请斧正。

朱红梅 袁平戈

目 录

第一篇　身边的食品卫生问题

第二篇　食品卫生与中毒——细菌性

第三篇　食品卫生与中毒——非细菌性

第四篇　吃出来的疾病

第五篇　常见食品的卫生问题

第六篇 食品卫生的法规与监督管理

第一篇
身边的食品卫生问题

俗话说："民以食为天。"但是青少年朋友们，你们知道吗？还有一句话叫做"食以安为先"。食品卫生问题涉及每个人的身体健康和生命，不安全的隐患就在我们身边。生活中的"零食族"大部分是青少年，买零食通常首先考虑是否好吃，却很少关注质量和卫生问题。你们是祖国的花朵，是祖国的未来，是早上八九点钟的太阳，是祖国和平发展、繁荣富强的希望，注意食品安全尤为重要。只有广大消费者及社会各有关方面共同努力，才能确保健康消费、科学消费、安全消费、和谐消费！

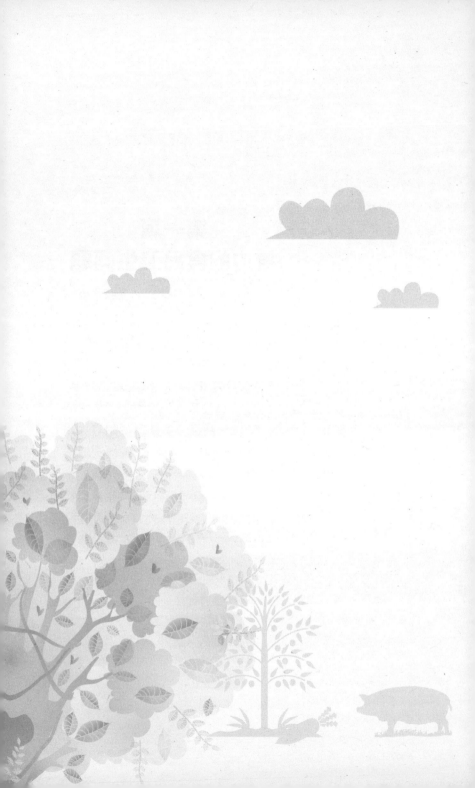

一、死后油炸的鱼几天后为什么有腐臭味

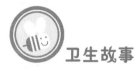

卫生故事

小明学炸鱼

　　小明，今年14岁，是一名住校的初二学生。周末回家，刚好是父亲节。小明就在网上学习了油炸鱼的做法，准备给爸爸做个简单的下酒菜尽尽孝心。走到菜市场，鱼摊摊主热情地帮小明介绍，最后说反正是油炸鱼不如选那几条刚死的小鲫鱼，保证完全不会有腥味，顺便还可以帮小明杀鱼再打个折。小明听后，高兴地买了鱼，回家弄好爱心菜，等爸妈下班回家。一家人开心地吃了饭。星期一上学，小明准备把剩下的鱼带去学校请同学们尝尝，谁知，放在冰箱里的鱼居然也出现了腐臭味。奇怪了，以前放好几天都没有问题的啊？

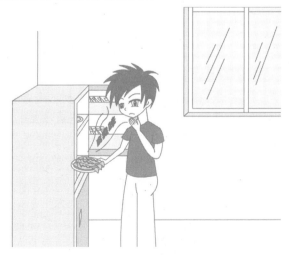

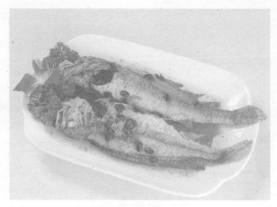

炸鱼香香

互动讨论

1.弄出来还是好好的鱼怎么两天就变味儿了呢?

2.腐臭味是鱼里边的哪部分出现了问题?

3.该如何鉴定蛋白质的腐败变质呢?

4.除了影响口感,蛋白质腐败变质后还会产生哪些危害呢?

5.我们该如何防止蛋白质类食品的腐败变质呢?

我们的应对

　　鱼中含有丰富的蛋白质,蛋白质也是人体重要的组成部分,人体一切细胞组织都有蛋白质的参与组成。人体许多具有重要生理作用的物质,例如代谢过程中具有催化作用和调节作用的酶和激素,运输氧的血红蛋白,肌肉收缩的肌纤维蛋白和构成支架的胶原蛋白以及具有免疫作用的抗体均由蛋白质构成。此外,体内酸碱平衡、水分在体内的正常分布、遗传信息的传递、许多重要物质的运输等都与蛋白质有关。而我们的日常饮食也离不开蛋白质,如肉类、奶类、蛋类、干豆、硬果类及薯类都是含蛋白质丰富而且优质的食物。蛋白质食物可因储存、加工、保存等不当而导致蛋白质腐败变质。所以,只有当我们了解含蛋白质类食品的正确储存方式、变质原因与过程、变质后的危害等后,才能更好地维护家人、朋友的饮食健康。

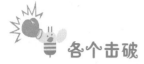

各个击破

1. 腐败?变质?傻傻分不清

(1)腐败

狭义的腐败:腐败菌分解蛋白质。广义的腐败:微生物分解动植物组织。

(2)变质

物理、化学或生物因子使食品本质变化。

(3)腐败变质

一般是指食品在一定环境因素的影响下,由微生物作用而发生的食品成分与感官性质的各种变化。

2. 一探虚实——腐败变质的作案者

(1)微生物的作用:这是引起食品腐败变质的重要原因。微生物包括细菌、酵母、真菌,但在一般情况下细菌数量庞大,比酵母和真菌占优势。微生物引起食品腐败变质是通过它本身的酶作用。微生物所含的酶,一种是细胞外酶,将食物中的多糖、蛋白质分解为简单物质;另一种是细胞内酶,能将已吸收到细胞内的简单物质进行分解,产生的代谢产物使食品具有不良的气味和味道。

(2)食品本身的组成和作用:许多食品本身就是动植物组织的一部分或者其组织制品,其含有的有机营养物质和水分在适宜的环境条件和其本身所含酶的作用下,引起食品组成成分的分解,加速食品腐败变质。

(3)环境因素:温度、湿度、空气等自然条件,对微生物的生长繁殖有重要影响,在促进食品本身发生各种变化方面起着重要作用,从而成为影响食品变质的重要条件。

(4)昆虫、啮齿动物:昆虫对食品的破坏,导致食品腐败变质。啮齿动物(如老鼠)对食品的破坏,除导致食品腐败外,还可以传播疾病。

3.腐臭味的源头——蛋白质的分解

富含蛋白质的食品如肉、鱼、蛋和大豆制品等的腐败变质,主要是以蛋白质分解为其腐败变质特征。

蛋白质的腐败变质过程可以简化为以下公式:

蛋白质→肽→氨基酸→硫醇、硫化氢、吲哚、粪素和甲烷

以上这些步骤生成的这些物质(最后一步)的共同特征就是具有强烈的特殊臭味。特别是鱼死后在自身肌肉蛋白酶的作用下发生自溶,同时微生物更易于进入,这加速了其在加工不彻底后出现腐败变质的进程。

4.不看不知道——蛋白质类食品腐败变质的危害

(1)产生厌恶感:腐败变质的食品带有令人难以接受的不良感官性质,如刺激性气味、异常颜色、组织溃烂等。

(2)降低食品营养价值:食品成分物质被严重分解破坏,不仅蛋白质、脂肪和碳水化合物发生降解破坏,而且微生物、无机盐和微量元素也有严重的流失和破坏。

(3)引起中毒或存在潜在的危害:腐败变质食品一般都是污染严重、有大量微生物繁殖的,由于菌相(细菌种类)复杂和菌量增多,所以致病菌和产毒霉菌存在的机会较大,以致引起人体不良反应和食物中毒。

常引起急性中毒。轻者多出现急性胃肠炎症状,如呕吐、恶心、腹痛、腹泻、发烧等,经过治疗可以恢复健康。但重者可能出现呼吸、循环、神经等系统症状,抢救及时可转危为安,或留有不同程度的后遗症,若贻误时机则可危及生命。

慢性中毒或潜在性危害。有的变质食品中的有毒物质含量少,或者由于本身毒性作用的特点,并不引起急性中毒。若长期食用,可在体内积聚,最终引起慢性中毒,可影响生长发育,甚至有致癌、致畸、致突变的可能。

5.保护自己——蛋白质类食品腐败变质的控制

(1)预防微生物污染——从食品原料到食用的整个食品链过程中,注意防止微生物污染。

(2)降低微生物数量——消毒:高温杀菌、辐射杀菌(可能存在一些安全性问题或者影响食品形状和营养价值)。

（3）控制微生物繁殖——降低食品的水分含量,可用日晒、阴干、热风干燥、喷雾干燥等方法;降低食品的储藏温度,可用冷藏、冷冻等方法;提高食品渗透压,由于脱水的作用,大部分微生物在高渗环境中会死亡,有盐腌和糖渍两种方法;化学防腐,可用防腐剂、酸渍等方法;生物防腐:天然防腐剂、发酵作用降低酸度等方法。

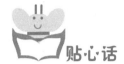

贴·心·话

食品腐败变质的鉴定一般是从感官、物理、化学和微生物等四个方面确定其适宜指标。对蛋白质食品,目前仍以感官指标最为敏感可靠,特别是通过嗅觉可以判定食品是否有极轻微的腐败变质。人的嗅觉刺激阈:在空气中的浓度(mol/L)为氨 2.14×10^{-8}、三甲胺 5.01×10^{-9}、硫化氢 1.91×10^{-10}、粪素 1.29×10^{-11}。

二、暮春的风吹肉为什么有哈喇味

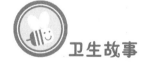

无肉不欢也得当心

小明,今年14岁,是一名住校的初二学生。正值青春期长身体的他,热爱运动,所以食欲特别好,饭量也挺大。而小明最喜欢吃的就是家里自制的风吹肉了,按他自己的话说:"想到香香的风吹肉,黄澄澄、油亮亮的,就不停地咽口水,哈哈。"不过,小明妈妈每年冬天都不会做很多,小明很纳闷,这么好吃,而且自己这么爱吃,为什么妈妈不多储备点儿呢?所以,今年小明撺掇着妈妈多弄了两斤肉,妈妈提醒说要是天冷的时候不抓紧吃,春天转暖后就会不好吃了。果然,3月底妈妈把肉拎出来的时候,肉表面已经被糊得油腻腻、脏兮兮的了,远远就闻到了一股刺鼻的味道——哈喇味。这下,小明傻眼了。

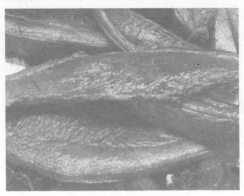

香香的风吹肉

互动讨论

1. 哈喇味与风吹肉的哪部分有关?

2. 哈喇味又是怎么产生的呢?

3. 该如何判定该类食品的腐败变质呢?

4. 除了影响口感,这类食品腐败变质后还会产生哪些危害呢?

5. 我们该如何防止这类食品的腐败变质呢?

我们的应对

作为膳食,脂肪具有特殊的营养学意义:提供机体所需的热能,是食物中供热能最多的营养素;延迟胃的排空,增加饱腹感;油脂烹调食物可以改善食物的感官性质,促进食欲;食用油脂是脂溶性维生素的重要来源之一。肉类食品含有丰富的脂肪,是我们从食物中摄取脂肪的主要来源,但可因久存未食等原因而致脂肪酸败变质,产生哈喇味及相关危害。所以,只有当我们了解了脂肪的变质过程——酸败后,才能对其危害有更明确的认识,从而更好地维护自己以及家人、朋友的饮食健康。

各个击破

上一节中,我们已经对蛋白质腐败变质的基础知识有了一定的了解。而在这一节,我们主要针对脂肪的腐败变质过程进行讲述。

1.酸败是什么

脂肪发生变质称为酸败,特征是产酸和有刺激性的"哈喇"味。具体来讲,酸败是由于动植物组织中或微生物所产生的酶或由于环境中的紫外线和氧、水分等,使食品中的脂肪分解为甘油和脂肪酸,脂肪酸进一步分解,随之产生具有特殊刺激气味的酮和醛等酸败产物,即所谓的哈喇味。

食用油脂与食品中脂肪的酸败程度,受脂肪的饱和程度、紫外线、氧、水分、天然抗氧化物以及铜、铁、镍等金属离子的触媒影响。油脂本身的脂肪酸不饱和度和油料动植物残渣等,具有促进油脂酸败的作用。

2.不看不知道——脂肪类食品腐败变质的危害

(1)产生厌恶感:油脂的感官性状发生改变后,具有强烈的不愉快气味。例如一些干酪的不良风味(肥皂样和刺鼻气味等)就是油脂水解酸败的结果。

(2)降低食品营养价值:食品成分物质被严重分解破坏,不仅蛋白质、脂肪和碳水化合物发生降解破坏,而且微生物、无机盐和微量元素也有严重的流失和破坏。此外,油脂经高温氧化产生的聚合物也具有妨碍营养素消化和吸收的作用,使食品营养价值下降。

(3)引起中毒或存在潜在的危害:油脂酸败引起的一般急性中毒症状为呕吐、腹泻、腹痛等。引起中毒的物质非常复杂,因油脂的种类、加热方式、酸败过程或食品中其他成分的影响等情况不同,有毒成分的种类和数量也不一样。

脂肪酸氧化酸败产生的氢过氧化物,除直接作用于消化道引起急性中毒外,还可被吸收后慢慢移至肝脏及其他器官而引起慢性中毒。

3.保护自己——脂肪酸败的预防

(1)正确贮藏:应将油脂贮存于干燥、避光、低温处,比如用绿色或棕色玻璃瓶(不宜用塑料容器)加盖密封存放于阴暗处。此外,存放时间也不宜过长,一旦开启应尽快食用。

（2）控制油温和加热时间:油温最好控制在180℃以下,因为超过该温度时油脂易发生氧化;加热时间一般不超过60秒。

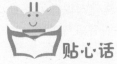

贴心话

鉴定油脂或含脂肪肉类酸败的指标有:(1)变黄、有哈喇味;(2)酸价、羰基价、过氧化物值增高、碘价;(3)油脂物理参数变化:凝固点、皂化价、比重、折光指数。

三、多天的苹果为什么有酒味

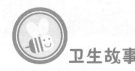

卫生故事

席勒家的苹果

这是文学史上有名的趣闻。

一天,德国文学家歌德到他的朋友——剧作家席勒那里去拜访。正好席勒外出,歌德便在他的书桌旁坐下来写一点杂记。坐了不久,歌德便感到身体不适,愈来愈厉害,几乎就要晕倒。但他完全不知道自己为什么会得这种怪病。最后才发现身边一个抽屉里发出一种难闻的怪味。打开抽屉一看,全是腐烂的苹果。歌德大吃一惊,这时席勒的夫人告诉他,席勒的抽屉里经常放着这种烂苹果,因为他觉得烂苹果的气味对他有益,离开烂苹果,席勒简直就不能生活,更不能写作。原来,烂苹果发酵后,有点儿酒的味道,对席勒能起到一种刺激创作灵感的作用。而歌德却无可奈何地说:"对席勒有益的空气,对我来说却像毒气!"

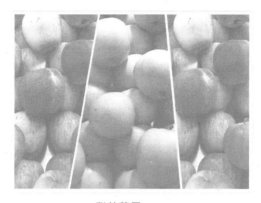

甜美苹果

互动讨论

1.酒味与苹果的哪部分有关?

2.酒味又是怎么产生的呢?

3.该如何判定蔬菜、水果的腐败变质呢?

4.除了影响口感,蔬菜、水果腐败变质后还会产生哪些危害呢?

5.我们又该如何防止这类食品的腐败变质呢?

我们的应对

碳水化合物是我们人体从食物中获取能量的主要营养素之一,可以分为单糖、寡糖和多糖。碳水化合物具有重要的营养学意义。(1)碳水化合物是世界上大部分人从膳食中取得热能的最经济最主要的营养素。中枢神经系统只能靠碳水化合物供能,故碳水化合物对维持神经组织功能有重要意义。(2)碳水化合物是机体重要的组成物质。(3)碳水化合物与机体某些营养素的正常代谢关系密切。(4)碳水化合物,如肝脏中的葡萄糖醛酸还具有解毒作用。而食物(包括果蔬)变质可由其储存、运输等不当导致碳水化合物发生酵解引起。所以,只有当我们了解了碳水化合物的变质过程——酵解,才能对其危害有更明确的认识,从而更好地维护自己以及家人、朋友的饮食健康。

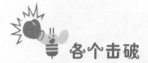

各个击破

蛋白质、脂肪、碳水化合物是我们人体供能的三大营养素。在这一节中,我们主要针对碳水化合物的腐败变质进行讲述。

1.你知道生物也可以呼吸吗

生物的呼吸作用包括有氧呼吸和无氧呼吸两种类型。

有氧呼吸是指细胞在氧的参与下,通过酶的催化作用,把糖类等有机物彻底氧化分解,产生二氧化碳和水,同时释放大量能量的过程。一般说来,葡萄糖是细胞进行有氧呼吸时最常利用的物质。在生物体内,1mol的葡萄糖在彻底氧化分解以后,共释放出2870kJ的能量。

生物进行呼吸作用的主要形式是有氧呼吸。那么,生物在无氧条件下能不能进行呼吸作用呢?科学家通过研究发现,生物体内的细胞在无氧条件下能够进行另一类型的呼吸作用——无氧呼吸。

无氧呼吸一般是指细胞在无氧条件下,通过酶的催化作用,把葡萄糖等有机物质分解成为不彻底的氧化产物,同时释放出少量能量的过程。这个过程对于高等植物、高等动物和人来说,称为无氧呼吸。就如我们生活中常见的苹果储藏久了,会产生酒味一样的气体,高等植物在水淹的情况下,可以进行短时间的无氧呼吸,将葡萄糖分解为酒精和二氧化碳(产生酒味),并且释放出少量的能量,以适应缺氧的环境条件。高等动物和人体在剧烈运动时,尽管呼吸运动和血液循环都大大加强了,但是仍然不能满足骨骼肌对氧的需要,这时骨骼肌内就会出现无氧呼吸,产生乳酸导致肌肉疼痛。但是葡萄糖氧化分解时所释放出的能量,比有氧呼吸释放出的要少得多。例如,1mol的葡萄糖在分解成乳酸以后,共释放出196.65kJ的能量。

2.植物的无氧呼吸 ≠ 碳水化合物的分解

高等植物除了可以进行无氧呼吸,将葡萄糖分解为酒精和二氧化碳之外,含碳水化合物丰富的食品如水果在细菌、酵母和霉菌所产生的相应酶的作用下可发酵或酵解,而生成各种碳水化合物的低级分解产物,如醇、醛、酮、二氧化碳和水。当食品发生以上变化时,主要是酸度升高、带有甜味、醇类气体(酒味,酒的化学物质为乙醇)等。

3.不看不知道——碳水化合物类食品腐败变质的危害

(1)产生厌恶感:具有强烈的不愉快气味,如酒味。

(2)降低食品营养价值:食品成分物质被严重分解破坏,不仅蛋白质、脂肪和碳水化合物发生降解破坏,而且微生物、无机盐和微量元素也有严重的流失和破坏,降低食品的营养价值。

(3)引起中毒或存在潜在的危害。

4.保护自己——碳水化合物分解的防止

(1)预防微生物污染。

(2)降低微生物数量:高温杀菌;辐射杀菌(可能存在一些安全性问题或者影响食品形状和营养价值)。

(3)控制微生物繁殖:降低食品水分含量;降低食品的储藏温度;提高食品渗透压;防腐等。

(4)购买、食用新鲜食物。

贴·心·话

膳食蛋白质、脂肪和碳水化合物都是提供热能的营养素,其中蛋白质提供热能很不经济,还会增加肝肾的负担,而摄入过量脂肪可能导致产生过量酮体,所以碳水化合物供热所占比例大于其他两种营养素,以60%~70%为宜,也有人主张膳食中碳水化合物与蛋白质、脂肪的质量比为4:1:1。

碳水化合物的主要食物来源有:谷类(70%~75%)、薯类(20%~25%)、根茎类蔬菜、豆类(50%~60%),另外还有食糖,主要为蔗糖。需要提出的是,蔗糖等纯糖被摄取后可迅速被吸收,易于以脂肪形式贮存,一般认为纯糖摄入量不宜过多,成人以25g/d为限。

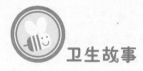
四、烧烤食物能多吃吗

卫生故事

烧烤=吸烟？

　　世界卫生组织经过3年的研究，日前评选并公布了十大垃圾食品，称吃烧烤的毒性等同于吸烟。在网上搜索"烧烤，香烟"，可以找到约25700000个结果，其中"一只烤鸡腿毒性等于60只香烟"在很多醒目的标题栏中都可以看到。这是因为，它们中都含有苯并芘这种化学物质。

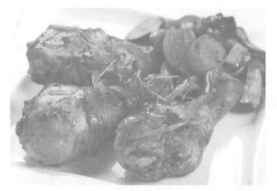

烧烤鸡腿

 互动讨论

　　1.烧烤是如何产生苯并芘的呢？

　　2.苯并芘又是什么呢？

　　3.苯并芘到底有什么危害呢？

　　4.除了烧烤、吸烟，苯并芘还可以出现在哪些地方呢？该如何减小其危害呢？

我们的应对

肉直接在高温下进行烧烤,被分解的脂肪滴在炭火上,再与肉里的蛋白质结合,就会产生一种叫苯并芘的致癌物质。此外,它还可以导致胎儿畸形,甚至基因突变。所以我们除了少吃烧烤外,更应该改进烹饪方法,避免高温加工食物。这样才能吃得美味、吃得健康。

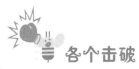

各个击破

1.苯并芘的个人档案

苯比芘是多环芳香烃类化合物,是其中毒性最大的强致癌性物质之一,稍溶于甲醇和乙醇,在碱性条件下加热稳定,在酸性条件下不稳定,可被活性炭吸附。

2.追根朔源——苯并芘的生成

苯并芘主要是由各种有机物不完全燃烧而来的。如烹调加工食品时,烘烤火熏致其直接受到污染。食品成分在高温烹调加工时发生热解或热聚反应,这是食品中苯并芘的主要来源。此外,食物还可以直接在环境中被污染,如大气飘尘、柏油路上晒粮食以及不良包装材料等。还有植物直接从土壤、水中吸取和微生物、植物微量合成等途径。

3.毒力指数

侵入途径:吸入、食入、经皮肤吸收。

健康危害:对眼睛、皮肤有刺激作用。苯并芘主要导致胃癌的发生。它也是大气致癌物的代表,长期生活在含苯并芘的空气环境中,会造成慢性中毒,是诱发肺癌的主要因素之一。此外,实验证明,苯并芘尚有致畸、致DNA突变的作用。

4.健康卫士的准则

(1)防止污染,加强环境治理。

(2)改进食品加工烹调方法,避免高温加工烹调食品,尤其减少食用烧、烤、煎、炸等直接与火接触或与灼热的金属表面接触的烹调方法制成的食品。

(3)不能将粮食放在柏油路上晾晒,防止沥青污染;机械化生产食品需要防止润滑油污染。

(4)对于已污染的食品,如果是油脂,可采用活性炭予以除去;如果是谷物原粮的污染,因污染往往发生在表层,用碾磨加工法即可除去。

贴心话

我国规定几种食品中苯并芘的允许限量标准(μg/kg)为:粮食、熏烤动物性食品≤5,植物油≤10。

此外,烧烤食品其蛋白质的利用率(美拉德反应)还会使维生素和氨基酸的吸收受到影响。同时,烧烤某些肉类食物易增加寄生虫感染的隐患;食物荤素搭配不当,可能引起肥胖等现代病,而且烹调方式容易导致上火。所以,儿童、青少年应该控制该类食品的频繁或大量食用。

五、煎炸食物能多吃吗

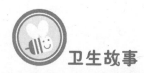

卫生故事

薯条+炸鸡=最佳拍档?

在回答上面的问题前,先问问大家,"街边的煎炸食品,你吃过么?"煎炸食品应该少吃,这是很多人都知道的常识。不过,煎炸食品的美味对很多人来说还是难以抵挡的。这不,开学不到1个月,街边的煎炸摊在春节期间稍稍沉寂后,又开始避开相关部门的检查,打起了"游击战"。特别是学校附近的一些小摊点,一到放学时间,总是围了一拨又一拨的学生。但是,大部分消费者似乎只看见拿在手中的"美味",极少有人关注过这些"美味"是从哪里捞出来的,煎炸油的卫生状况又如何,更不要说这种烹调方式还会产生一种严重危害健康的化学物质——杂环胺类化合物。

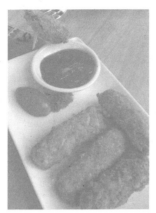

薯条炸鸡

互动讨论

1.你知道杂环胺的历史吗?

2.杂环胺是怎么产生的?

3.如何才能预防杂环胺的摄入呢?

我们的应对

杂环胺是当烹调加工蛋白质食物时,由蛋白质、肽、氨基酸的热解物分离出来的一类具有致突变、致癌作用的杂环芳香烃类化合物。不仅烹调方式如火烤、煎炸、烘焙可产生杂环胺,时间、温度及食物的组成成分也对其生成有很大影响。所以在日常生活中,我们最重要的是改进烹调方法,此外多吃蔬菜水果也可以吸附杂环胺类化合物,还可以抑制它的致突变性哦!

 **各个击破**

1.杂环胺的发现

20世纪70年代,日本学者首次发现从烤鱼或烤牛肉炭化表层中提取的化合物具有致突变性。对烤鱼中主要致突变物的研究表明,这类物质主要是复杂的杂环胺类化合物,如咪唑喹啉(IQ)和甲基咪唑喹啉(MelQx)。这类物质也是煎牛肉提取物中致突变物质的主要成分。

2.杂环胺的个人档案

杂环胺是在食品加工、烹调过程中蛋白质、氨基酸热解产生的一类小分子有机化合物。迄今为止,已发现的杂环胺有20多种,其中对动物致癌的有10种。

杂环胺分为两大组:

氨基咪唑氮芳烃类:喹啉类(IQ)、喹噁啉类(IQX)、吡啶类(PhIP)。

氨基咔啉类: −咔啉(AαC)、δ−咔啉、γ−咔啉。

3.追根溯源——杂环胺的生成

早在1976年就发现含蛋白质较多的食物如沙丁鱼、肉类在烘烤中均可产生杂环胺,以后的研究发现除火烤外,煎炸、烘焙也可产生,且烹调方式、时间、温度及食物的组成对杂环胺的生成有很大影响。

(1)在温度194℃下煎牛肉饼4分钟,或更高温度——300℃下煎6分钟产生的杂环胺化合物的量都很高,但143℃下煎4~20分钟的生成量很少。

(2)食物与明火接触或与灼热的金属表面接触,都有助于致突变物的形成。

(3)食物成分对杂环胺的生成也有影响。当水分减少时,由于表面受热温度迅速上升,可使杂环胺生成量明显升高。

4.毒力指数

(1)致癌性:已发现一半以上杂环胺类化合物具有强烈致癌性。对大小白鼠的实验表明,杂环胺致癌的主要靶器官是肝脏,也可以导致胃、小肠以及血管等多个部分的肿瘤。但它在人类肿瘤发生中的地位,至今尚未明确。

（2）致突变性：杂环胺具有强烈的致突变作用，比多环芳香烃类化合物（见上节）的致突变作用强。

5.健康卫士的准则

（1）改进烹调加工方法：首要的是注意不要使烹调温度过高，不要烧焦食物，避免过多采用煎、炸、烤的烹调方法。

（2）增加蔬菜水果的摄入量：膳食纤维素有吸附杂环胺类化合物并降低其生物活性的作用；某些蔬菜、水果中的一些成分又可以抑制杂环胺类化合物的致突变性。

贴心话

已知杂环胺类化合物致突变性可被多种物质所抑制或破坏。新鲜果蔬汁如白菜汁、甘蓝汁、新鲜胡椒、茄子、苹果、生姜、薄荷叶和菠萝等可祛除色氨酸热解物的致突变作用。杂环胺类化合物对鼠伤寒沙门氏菌 TA98 的致突变作用可被半胱氨酸等激活，也可被吡咯色素如氯化血红素、胆绿素、叶绿酸和脂肪酸如油酸和亚油酸抑制。

六、蔬菜施肥对人体的影响

卫生故事

健康创商机，无公害蔬菜不愁销

（石家庄日报 2012.4.13）"别小看这野菜，全都是卖往超市的。基地与超市签了农超对接协议，一点儿不愁销。"在鹿泉市华康生态农业基地大棚里忙着收割野菜的王同老人说。

随着人们生活水平的不断提高，健康意识也不断增强，对蔬菜的要求也随之变高,除了口感好、营养丰富外,还要求不受污染。这类蔬菜在市场上不但畅销,价格还高,进入超市后供不应求,农民种植还能获得较好收益。华康生态农业基地共有温室大棚58座,除了种植野菜,基地内主要种植无公害蔬菜,并通过农超对接的方式直接销往市内主要超市。由于减少了流通环节,降低了流通成本,超市和菜农都能获得较高的效益。

在华康生态园区温室大棚里,记者看到黄瓜、西红柿、茄子、青椒等蔬菜也已经开始挂果,四五位工人正在给黄瓜授粉,估计30来天就能投入市场了。为了保障蔬菜质量,基地和保龙仓农业公司还制定了严格的检测制度。

"无公害蔬菜中农药残留量有着一定的标准,必须符合国家无公害蔬菜的标准。通常基地先检测一遍,符合条件的蔬菜运往超市,蔬菜到了超市后再由超市的工作人员检测一遍,确保蔬菜流入市场绝对是无公害的。"带着"身份证明"的蔬菜在采摘后三小时内被摆放在超市的货架上,保证了百姓吃到的每一批蔬菜都是安全和新鲜的。农超对接不仅解决了基地蔬菜的销路问题,也让老百姓吃上了平价放心菜。

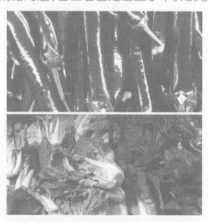

无公害蔬菜

 互动讨论

1.什么是无公害蔬菜?它与绿色蔬菜和有机蔬菜又有什么区别呢?

2.肥料中的主要有害成分是什么呢？

3.这种有害成分可以出现在哪些地方？

4.我们应该采取什么措施防止危害的产生呢？

我们的应对

农药的危害人人皆知，化肥的危害却少有人知。其实啊，我们一日三餐的很多食物都与化肥脱不了干系，不夸张地说，就连养的鱼、泡的豆芽也被有的不法商人施用了化肥。化肥中的硝酸物质会被人体细菌还原成亚硝酸盐，这是一种致癌物质，也有致畸作用。因此，我们应挑选新鲜蔬菜，认真漂洗，多吃绿色、有机蔬菜，多吃富含维生素C、维生素E、鞣酸等的食物，如猕猴桃。

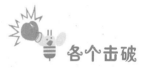

各个击破

1.无公害蔬菜、绿色蔬菜和有机蔬菜，傻傻分不清楚

所谓无公害蔬菜是指蔬菜中的有害物质（如农药残留、重金属、亚硝酸盐等）的含量控制在国家规定的允许范围内，人们食用后对人体健康不造成危害的蔬菜。

它与绿色蔬菜和有机蔬菜的区别是：

（1）无公害蔬菜是按照相应生产技术标准生产的、符合通用卫生标准并经有关部门认定的安全蔬菜。严格来讲，无公害是蔬菜的一种基本要求，普通蔬菜都应达到这一要求。

（2）绿色蔬菜是我国农业部门推广的认证蔬菜，分为A级和AA级两种。其中A级绿色蔬菜生产中允许限量使用化学合成生产资料，AA级绿色蔬菜则较为严格地要求在生产过程中不使用化学合成的肥料、农药、兽药、饲料添加剂、食品添加剂和其他有害于环境和健康的物质。从本质上讲，绿色蔬菜是从普通蔬菜向有机蔬菜发展的一种过渡性产品。

（3）有机蔬菜是指以有机方式生产加工的、符合有关标准并通过专门认证机构认证的农副产品及其加工品。

2.化肥的危害

（1）化肥对人体的危害

目前，我国农村使用的化肥主要有氮肥（如碳酸氢铵、氯化铵、尿素等）、磷肥（如过磷酸钙、磷酸钙等）和钾肥。在上述3类化肥中，除钾肥对人体无明显危害外，氮肥和磷肥都有较大的毒性。

氮肥对人的皮肤及黏膜有不同程度的刺激作用，如石灰氮及氨水强烈刺激呼吸道黏膜，可引起急性中毒。氮肥中施用量最大的碳酸氢铵是一种挥发性极强的化肥，即使在摄氏零度以下的环境里，也能产生无色、有恶臭味的刺激性氨气，不仅对人的眼睛和上呼吸道黏膜有强烈的刺激作用，还能与人体黏膜的水分结合，易造成人体呼吸道黏膜发炎乃至灼伤。患者主要表现为鼻炎、气管炎及支气管炎等，感觉咽喉部灼样疼痛，或出现声音嘶哑、咳嗽、咳痰及胸闷等症状。磷肥在运输、分装和田间使用中形成的粉尘，极易刺激皮肤、眼结膜和呼吸道黏膜而引起炎症，有些人接触某些化肥后还可出现皮肤过敏或全身性过敏反应。

需要指出的是，硝酸铵和其他硝态氮肥一般均不适宜施用于蔬菜，特别是白菜、青菜、菠菜等叶菜类。因为硝态氮施入菜田后，会使蔬菜硝酸盐含量成倍增加，硝酸盐在人体中容易被还原成为亚硝酸盐（N-亚硝基化合物）。亚硝酸盐是一种剧毒物质，对人体危害极大，它还是一种致癌物质。

（2）化肥对土壤的破坏性

过磷酸钙、硫酸铵、氯化铵等都属生物酸性肥料，也就是说，植物吸收肥料中的养分离子后，土壤中的氢离子增多，易造成土壤酸化。长期大量使用化肥，尤其在连续施用单一品种化肥时，在短期内即可出现这种情况。土壤酸化后会导致有毒物质的释放，或使有毒物质毒性增强，对生物体产生不良影响。土壤酸化还能溶解土壤中的一些营养成分，在降雨和灌溉的作用下，土壤营养成分流失，导致土壤贫瘠，影响作物生长。

3. N-亚硝基化合物的个人档案

N-亚硝基化合物，根据其化学结构可分为两大类：亚硝胺和N-亚硝酰胺。亚硝胺化学性质较亚硝酰胺稳定，亚硝胺不易水解，在中性及碱性环境中较稳定，但在酸性溶液及紫外线照射下可缓慢分解；亚硝酰胺性质活泼,在酸性及碱性溶液中均不稳定。

4.毒力指数

N-亚硝基化合物具有强烈的致癌性,已知可使多种动物的多种器官组织产生肿瘤;少量、多次、长期摄入或一次性冲击剂量均可致癌,至今尚未发现一种动物对N-亚硝基化合物的致癌作用有抵抗能力。N-亚硝基化合物可通过胎盘进入胎儿体内,可以通过乳汁分泌,常使子代致癌。尽管目前对N-亚硝基化合物是否对人类有致癌性尚无定论,但对某些地区与国家的流行病学资料的分析表明人类某些癌症可能与之有关。智利胃癌高发可能与硝基盐肥料大量使用从而造成土壤中硝基盐与亚硝酸盐过高有关。我国林县食管癌高发,也被认为与当地食品中亚硝胺检出率较高(23.3%,另一低发地区仅为1.2%)有关。

N-亚硝基化合物还有致畸作用与胚胎毒性,并有剂量效应关系。不过,亚硝基的致畸作用很弱。

5.健康卫士的准则

(1)多吃绿色、有机蔬菜,挑选新鲜蔬菜,注意认真漂洗。

(2)控制食品加工中硝酸盐和亚硝酸盐的使用量,食用亚硝酸盐、硝基盐代用品。

(3)应用亚硝基化抑制剂。亚硝基化作用过程中可被许多化合物与环境条件所抑制,如维生素C、维生素E、鞣酸和酚类化合物等,可以抑制并减少亚硝基化合物的形成。蔗糖在一定条件下(pH为3)也有阻断亚硝基化合物形成的作用。此外大蒜、茶叶、猕猴桃和沙棘果汁也有阻断作用。

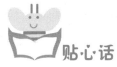
贴·心·话

食物中的N-亚硝基化合物天然含量极微,但可通过各种污染途径进入食物,也可由食物中广泛存在的N-亚硝基化合物前体物在适宜条件下生成。

(1)亚硝基化合物的前体胺类来源于不新鲜的食物,如含有较多的脯氨酸、羟脯氨酸、精氨酸腐败的肉、鱼等,极易生成胺类物质;酿造过程中蛋白质分解也会产生胺类;茶叶中的生物碱类物质也都易于参与亚硝基化合物的反应。一般来说,食物中胺类的含量,随其新鲜度、储藏和加工条件而变化。

(2)亚硝基化剂,主要有 NO_2^-、NO_3^-、N_2O_3 等,其中 NO_2^-、NO_3^- 广泛存在于土壤、水及植物中,当大量施用含氮化肥、除草剂、土壤中缺钼或干旱时,均可使农作物中大量蓄积 NO_3^-,在具还原性的微生物存在下,NO_3^- 很易于转变为 NO_2^-(亚硝酸盐)。此外,NO_2^- 作为食品添加剂,也常被用于某些食品中,使食品中 NO_2^- 的含量增加。

上述两类化合物,在合适条件下,可合成N-亚硝基化合物,但胺的种类、浓度、酸碱度以及某些微生物的存在,都对合成量、合成速度有影响。

七、粮豆霉变的影响

 卫生故事

"每天一斤奶,强壮中国人?"

(39健康网2011.12.26消息)2011 年 12 月 24 日,国家质检总局公布了近期对液体乳产品抽查的结果。蒙牛乳业(眉山)有限公司生产的一批次产品被检出黄曲霉毒素 M_1 超标140%。蒙牛该批次超标的产品为该集团眉山公司2011 年 10 月 18 日生产的 250mL/盒包装的纯牛奶产品。39健康网采访了广州市奶业协会理事长王丁棉,并为网友揭开牛奶为何含黄曲霉毒素的疑团。

乳业专家王丁棉告诉39健康网,牛奶本身不会含有黄曲霉毒素,牛奶检测出有黄曲霉毒素,主要是因为奶牛食用了含有黄曲霉毒素的饲料所致。"像玉米、稻谷、豆粕这些饲料在制作的过程中受到了污染,就会含有黄曲霉毒素。当奶牛吃了变质的、不新鲜的饲料,就会在牛奶中检测出黄曲霉毒素。"王丁棉表示,玉米、花生麸这些东西存放太久也容易发霉变质产生这种毒素。牛奶中的黄曲霉毒素来源于奶牛的饲料中,即使超量一点点,随着人在食物中的摄入,慢慢在人体积累也会致癌。王丁棉告诉39健康网,网友要是已经喝了一点儿含有黄曲霉毒素的牛奶也不用太担心,长期积累达到一定量才会对人体产生致癌危害。但此次蒙牛牛奶中检测出黄曲霉毒素 M_1 超标超过100%,如产品已上市,那必须要下架、销毁处理。

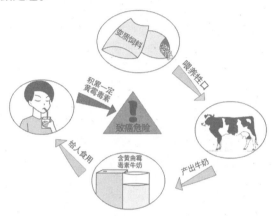

互动讨论

1. 黄曲霉毒素由什么菌产生? 其危害是什么?

2. 粮豆霉变还可因哪些真菌引起? 可带来哪些危害?

3. 我们该如何防治粮豆污染?

4. 粮豆霉变后该如何处理呢?

我们的应对

　　霉菌毒素是霉菌在其所污染的食品中产生的有毒代谢产物。霉菌污染食品除了导致食品变质外,最大的危险就是霉菌毒素及其可能引发的人畜中毒。粮豆霉变有较为明显的地方性与季节性,甚至有些可具有地方病的特征。四川气候湿热,粮豆保存过程中容易出现霉变,所以,地处四川盆地的我们,更应该注意防霉、除湿,发现霉粒要赶紧剔除,或者用加水搓洗、加碱的方法去掉霉菌毒素。

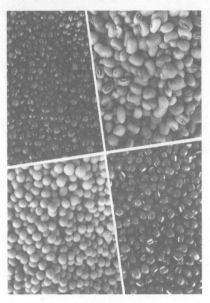

鲜美豆子

 各个击破

1. 霉菌及霉菌毒素的个人档案

(1)霉菌

霉菌是一种多细胞微生物,广泛存在于自然界中,在微生物学上属于真菌。其通过孢子的形式繁衍。霉菌孢子普遍存在于土壤和一些腐烂植物中,经由空气、水及昆虫传播到植物上,一旦孢子接触到破裂的种子,就会迅速发生霉变现象。

霉菌生长条件四要素:碳水化合物(如玉米等谷物、饲料)、充足的水分(湿度在85%以上)、适宜的温度(12℃~25℃)、氧气。

（2）霉菌毒素

霉菌毒素是谷物或者饲料中的霉菌在适宜的条件下，在农田里、在收获时、在储存或加工过程中产生的有毒代谢产物。一般而言，霉菌毒素主要是由4种霉菌属所产生：曲霉菌属（主要产生黄曲霉毒素、赭曲霉毒素等）、青霉菌属（主要产生桔霉素等）、麦角菌属（主要产生麦角素）、镰孢菌属（主要产生玉米赤霉烯酮、呕吐毒素、T-2毒素、串珠镰孢菌毒素）。

2. 毒力指数

（1）曲霉菌属——黄曲霉毒素。黄曲霉毒素是一种毒性极强的剧毒物。黄曲霉毒素中毒动物主要表现为肝脏损伤，肝细胞变性、坏死、出血以及胆管增生，甚至在几天或几十天内死亡。而黄曲霉毒素持续摄入所造成的慢性毒性，主要表现是动物生长障碍，肝脏出现亚急性或慢性损伤。其他症状如食物利用率下降、体重减轻、生长发育缓慢、母畜不孕或产仔少。此外黄曲霉毒素是目前发现较强的化学致癌物质之一，其致癌强度比二甲基亚硝胺诱发肝癌的能力大75倍。实验证明，许多动物小剂量反复摄入或大剂量一次摄入皆能引起癌症，主要是肝癌。

（2）镰孢菌属——产生的毒素的共同特点是较强的急性毒性。人与动物接触此类毒素均可引起局部刺激、炎症甚至坏死，而慢性毒性的特点是白细胞减少，并阻碍动物细胞蛋白质的合成。此外呕吐毒素，顾名思义，主要是致呕吐。

（3）青霉菌属——橘霉素，主要污染大米。主要是肾毒性，有遗传毒性。对小鼠无致畸性。

3.健康卫士的准则

（1）防霉是预防食品被黄曲霉毒素及其他霉菌毒素污染的最根本措施。食品原料尤其是五谷杂粮在收购储运过程中应保持颗粒的完整性；粮食收获后要及时在阳光下晾晒、风干或烘干；在保藏中应注意低温、除湿、保持通风，另外除氧充氮或用二氧化氮进行贮藏，效果亦可。化学熏蒸剂及射线照射防霉效果好且安全，但必须按规定剂量及方法使用。

（2）去毒：剔除霉粒（如花生仁、玉米粒等）；碾压加工（适用于受污染的大米）；用水搓洗、植物油加碱或用高压锅煮饭（家庭中大米去毒）；活性白陶土、活性炭等吸附；紫外线照射，高温、高压处理，盐炒法，微波处理等。

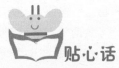

贴心话

我国各种主要食品中黄曲霉毒素允许量标准如下：玉米、花生仁、花生油不得超过 20μg/kg；玉米及花生仁制品（按原料折算）不得超过 20μg/kg；大米、其他食用油不得超过 10μg/kg；其他粮食、豆类、发酵食品不得超过 5μg/kg；婴儿代乳食品不得检出。我国还规定婴幼儿奶粉中不得检出黄曲霉毒素，牛奶中其含量不得超过 0.5μg/L。

八、"奶豆腐"是怎么产生的

卫生故事

伤不起的牛奶，伤不起的消费者

（抚顺日报 2011.6.27 消息）因为乳制品负面报道很多，家住大公路的李女士认为现挤的牛奶更新鲜营养，于是特意在市区一家奶牛养殖户处订了新鲜牛奶，一直都没出什么问题。直到 6 月 25 日，李女士和往常一样炖牛奶后，发现一碗鲜奶变成了豆腐一样的浓稠块状。

李女士说，每天早晨，送奶工将牛奶送来后，她上午就会将牛奶炖好了喝，平时炖好后的牛奶表面会有一层奶皮，这是正常现象。但是 25 日这天，她和往常一样将牛奶炖好，正要喝时，却发现碗内的牛奶流动不畅，于是她用汤匙拨了拨牛奶，发现牛奶结成了小块，类似豆腐或者酸奶。李女士长期喝牛奶，对牛奶十分了解，她告诉记者，如果牛奶煮后结成了块，就一定是变质了。

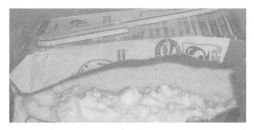

奶豆腐

互动讨论

1."奶豆腐"就是酸奶吗?

2.香喷喷的牛奶怎么会变成酸酸的"豆腐脑"了呢?

3."奶豆腐"可以吃吗? 如果吃了,又有什么危害呢?

4.怎么选择放心的牛奶呢?

我们的应对

牛奶,最古老的天然饮料之一,香甜可口,而且富含高级的脂肪、各种蛋白质、维生素、矿物质,可谓营养多多。但是牛奶又很"娇气",需要严格的保存条件才有它良好的口感和营养价值。如巴氏消毒奶就需要冷藏,保质期也比较短,但味道较鲜美,而常温奶的保质期虽然比较长,但也要建立在严格包装的基础上。此外,众所周知,我们选择牛奶要尽量选择有正规厂家以及正规销售渠道的,如大型超市、知名连锁店等,以保证健康的奶源、卫生的运输和储存方式。所以,让自己和家人喝到放心、美味的牛奶也是有不少学问的哟!

各个击破

1."奶豆腐"? 酸奶? 傻傻分不清

酸奶是以新鲜的牛奶为原料,经过巴氏消毒杀菌后再向牛奶中添加有益菌(发酵剂),经发酵后,再冷却灌装的一种牛奶制品。酸奶更易于消化和吸收,各种营养素的利用率均得以提高。此外,乳酸菌在发酵过程中还可产生人体所必需的多种维生素,如维生素 B_1、B_2、B_6、B_{12}等。所以,如广告中说的,酸奶真的是——美味又营养,吸收更高效哦!

在细菌的作用下,牛奶的糖类物质——乳糖可被转化为乳酸,这是因为牛奶中的绝大部分细菌都含有能将乳糖分解成乳酸的酶。随着乳酸的生成,牛奶的pH不断下降,这就会影响到牛奶中的蛋白质。当pH约为5.2时,酪蛋白开始凝聚并沉淀出来,就形成了牛奶的凝结现象(奶豆腐)。

2.“奶豆腐”的源头——牛奶的变质

牛奶含有丰富的营养成分,且容易消化吸收,是微生物生长繁殖的良好培养基。一旦被污染,在适宜条件下,微生物就会迅速繁殖引起牛奶腐败变质,从而失去食用价值,甚至可能引起食物中毒或其他传染病的传播。

(1)乳房内的微生物

牛乳在奶牛乳房内不是无菌状态的,即使遵守严格无菌操作挤出乳汁,在1mL中也有数百个细菌。当然乳房中也存在一定的正常菌群,但是乳畜生病后,体内的致病微生物可通过乳房进入乳汁而引起人类的感染。

(2)环境中的微生物

脱离了乳畜的牛乳暴露在环境中,也易受污染,微生物可以出现在挤奶的过程和挤后食用前的一切环节中。而污染的微生物种类、数量,直接受牛体表面卫生状况、牛舍的空气、挤奶用具、容器、挤奶工人的个人卫生情况的影响。另外,挤出的奶在处理过程中,如不及时加工或冷藏,不仅会增加新的污染机会,而且会使原来存在于鲜乳内的微生物数量增多,这样也很容易导致鲜乳变质。

3. 不看不知道——牛奶变质的危害

(1)产生厌恶感,有酸腐味且结块,影响食欲和口感。

(2)降低牛奶的营养价值。

(3)引起中毒或存在潜在的危害:多出现急性胃肠炎症状,如呕吐、恶心、腹痛、腹泻、发烧等,经过治疗可以恢复健康。

除此之外,奶源不健康亦存在隐患。乳畜感染病菌后可能引起人畜共患传染病,而且为了预防和治疗乳畜的各种疾病,必将注射和服用各种有关的抗生素药物,同时在摄取的饲料中也可能含有多种抗生素物质。这类物质可能会进入牛乳中,从而使牛奶中残留相应的抗生素类物质,由此带来一系列问题如破坏乳制品色香味及营养成分,引发对抗生素耐药性或抗生素分解产生有害物质等。

4.保护自己——牛奶变质的防止

(1)冷却:牛奶在采集、运输、储存、加工等过程中,难免会受到各种微生物的污染。不过,研究发现,在采集后的鲜牛奶中有一种抗菌物质——乳烃素(又名乳抑菌素),可抵抗微生物一段时期。在牛奶的抗菌期,细菌并不生长,即使生长繁殖,其速度也很缓慢。牛奶抗菌期的长短和环境温度有密切的关系。超过了牛奶抗菌期以后,牛奶中的微生物便会利用其中丰富的营养素不断繁殖,同时产生各种毒素。如刚挤出的鲜牛奶,在13℃下储存12小时,其细菌数增加2倍;在18℃下储存12小时,细菌数将增加381倍! 牛奶也随之变质。所以,采集后的牛奶必须立即冷却。

(2)消毒:经冷却的牛奶也要消毒后才能食用。目前市场上的牛奶,大部分都属于杀菌乳,也就是我们常说的消毒奶。别看牛奶的包装上名称各异,什么"纯鲜牛奶""鲜牛奶""常温奶",其实,从杀菌方法上来说,基本上就分两大类。

一种是巴氏消毒奶,即鲜牛奶先冷却,然后把鲜牛奶加热到65℃,经过30分钟;或者加热到72℃~76℃,持续15分钟。巴氏消毒奶是一种"低温杀菌牛奶",其优点是牛奶中的营养成分基本没有发生变化,缺点是杀灭了牛奶中的大部分致病菌,而不是杀灭所有的微生物。因此这种牛奶从离开生产线,到运输、销售、存储等各个环节,都要求在4℃左右的环境中冷藏,防止牛奶中的微生物"活跃"起来。巴氏消毒奶一般用屋型(纸盒装)、塑料袋、玻璃瓶包装。

另一种是超高温灭菌牛奶,也叫常温奶,包装多为利乐砖、利乐枕、还有无菌塑料包,有的包装上写的是经"UHT"加工的牛奶,UHT就是超高温灭菌的英文缩写。即采用134℃~135℃的高温,瞬间消毒原奶4秒钟,使得牛奶中的有害细菌和微生物包括其孢子全部被杀灭。这种牛奶在常温下的保存期长达数月,方便消费者在任何场合饮用。

贴心话

牛奶选择的五大法则:

1.有"还原奶""复原乳"标志的谨慎购买,就是俗称的奶粉冲泡的牛奶。

2.保质期长的别买,保质期越长,说明其中的营养成分流失越多。

3.太浓、太香的牛奶不要买,可能是加了添加剂。

4.尽量选购巴氏消毒奶,牛奶中的营养成分被破坏的程度相对来说比较小。

5.果奶、乳饮料尽量少喝,因其生产中牛奶的营养成分流失较多,再加上添加了香料、食品添加剂,还是少喝为妙。

九、咸菜能多吃吗

卫生故事

小咸菜大学问

汪曾祺先生在《咸菜和文化》一文中写道:"咸菜可以算是一种中国文化。西方似乎没有咸菜……中国不出咸菜的地方大概不多。各地的咸菜各有特点,互不雷同。北京的水疙瘩、天津的津冬菜、保定的春不老。'保定有三宝:铁球、面酱、春不老。'我吃过苏州的春不老,是用带缨子的很小的萝卜腌制的,腌成后寸把长的小缨子还是碧绿的,极嫩,微甜,好吃,名字也起得好。保定的春不老想也是这样的。周作人曾说他的家乡经常吃的是咸极了的咸鱼和咸极了的咸菜。鲁迅《风波》里写的蒸得乌黑的干菜很诱人。腌雪里蕻南北皆有。上海人爱吃咸菜肉丝面和雪笋汤。云南曲靖的韭菜花风味绝佳。曲靖韭菜花的主料其实是细切晾干的萝卜丝，与北京作为吃涮羊肉的调料的韭菜花不同。贵州有冰糖酸，乃以芥菜加醪糟、辣子腌成。四川咸菜种类极多，据说必以自贡井的粗盐腌制为最佳。行销全国，远至海外，堪称咸菜之王的应数榨菜。朝鲜辣菜也可以算是咸菜。延边的腌蕨菜北京偶有卖的，人多不识。福建的黄萝卜很有名，可惜未曾吃过。我的家乡每到秋末冬初，多数人家都腌萝卜干。到店铺里当学徒，要'吃三年萝卜干饭'，言其缺油水也。中国咸菜多矣，此不能备载。如果有人写一本《咸菜谱》，将是一本非常有意思的书。"

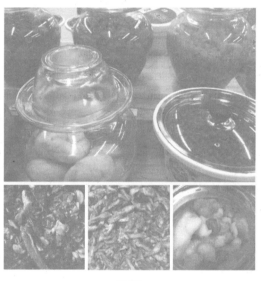

咸菜

互动讨论

1.咸菜能多吃么？为什么？

2.咸菜中主要有害成分是什么呢？

3.这种有害成分可以出现在哪些地方？

4.我们应该采取什么措施防止其危害的产生呢？

我们的应对

"您吃了没?"这恐怕是我们生活中最熟悉、最常用打招呼的话之一了吧。古语云:"民以食为天。"我们中国人特别重视吃的文化。从菜系来看,分鲁、川、粤、闽、苏(淮扬)、浙、徽八大菜系,烹饪方法又分煎、炒、炖、炸、蒸、煮六大类。而小小的咸菜虽那么不起眼,似乎上不了台面,却在我们日常餐桌上扮演着重要的角色。

所谓咸菜就是用食盐等调味料腌制后的蔬菜,可长期保存。咸菜中含有亚硝酸盐,这也是咸菜使得许多人望而却步的原因。其实,咸菜在开始腌制的2天内亚硝酸盐的含量并不高,只是在第3~8天亚硝酸盐的含量达到最高峰,第9天以后开始下降,20天后基本消失。这么看来,腌制咸菜一般时间短的在2天之内,长的应在腌制一个月以后才可以食用。所以,只要我们了解了咸菜的特性及其主要的有害成分,同样可以吃得美味、吃得健康。

 **各个击破**

在第六节《蔬菜施肥对人体的影响》的学习中,我们已经知道了N-亚硝基化合物的基本知识,对其危害和预防措施也有了初步的认识。现在,让我们更进一步看看N-亚硝基化合物中的亚硝酸盐是怎样的一种物质。

1. 亚硝酸盐的个人档案

亚硝酸盐,含NO_2^-一类无机化合物的总称。主要指亚硝酸钠,亚硝酸钠为白色至淡黄色粉末或颗粒状,味微咸,易溶于水。外观及滋味都与食盐相似,并在工业、建筑业中广为使用,肉类制品中也允许作为发色剂限量使用。由亚硝酸盐引起食物中毒的概率较高。食入0.3~0.5g的亚硝酸盐即可引起中毒,约3g可致死。

2. 有的放矢——亚硝酸盐的污染对象

(1)含大量亚硝酸盐的蔬菜,一般是叶菜类,如小白菜、芹菜、韭菜、甜菜叶、萝卜叶、莴苣等,当这些蔬菜长时间贮存,一旦开始腐烂,亚硝酸盐含量就会明显增高。蔬菜腐烂越严重,亚硝酸盐增高就越明显。

(2)新腌制的蔬菜,在腌制2~4天后亚硝酸盐含量增高,7~8天达到最高。同时与食盐浓度及腌制的温度也有一定关系(如5%的食盐在37℃左右时所产生亚硝酸盐浓度最高,而15%盐水则无明显变化)。因此腌制蔬菜在8天以内,食盐浓度在15%以下时,易引起亚硝酸盐中毒。变质腌菜中亚硝酸盐含量最高。

(3)烹调后的熟菜放在不洁的容器中,存放过久,在硝酸盐还原菌的作用下,熟菜中的硝酸盐被还原成亚硝酸盐。

(4)某些地区的井水中也含有较多的硝酸盐及亚硝酸盐(一般称苦井水)。使用这些水煮饭(粥),存放不当,时间过久,也会引起中毒。其他如奶制品、腌制品加工过程处理不当,均能造成中毒。

3.毒力指数

亚硝酸盐类食物中毒又称肠原性青紫病、紫绀症、乌嘴病。中毒的主要特点是由于组织缺氧引起的紫绀现象,如口唇、舌尖、指尖青紫,重者眼结膜、面部及全身皮肤青紫、头晕、头疼、乏力、心跳加速、嗜睡或烦躁、呼吸困难、恶心、呕吐、腹痛、腹泻,严重者昏迷、惊厥、大小便失禁,可因呼吸衰竭而死亡。

亚硝酸盐中毒发病急速,一般潜伏期1~3小时。

亚硝酸盐同时还是一种致癌物质,据研究,食道癌与患者摄入的亚硝酸盐量呈正相关性,亚硝酸盐的致癌机理是在胃酸等环境下亚硝酸盐与食物中的胺类物质反应生成强致癌物N-亚硝胺。亚硝胺还能够透过胎盘进入胎儿体内,对胎儿有致畸作用。(详见第六节)

4.健康卫士的准则

(1)蔬菜应妥善保存,防止腐烂,不吃腐烂的蔬菜。

(2)吃剩的熟菜不可在高温下存放长时间后再食用。

(3)勿食大量刚腌的菜,腌菜时盐应多放,至少腌至15天以上再食用;但现泡的菜,最好马上就吃,不能存放过久,腌菜时选用新鲜菜。

(4)不要在短时间内吃大量叶菜类蔬菜,或先用开水焯一下,弃汤后再烹制。

(5)肉制品中硝酸盐和亚硝酸盐用量要严格按国家卫生标准规定,

不可多加;苦井水勿用于煮粥,尤其勿存放过夜。

(6)防止错把亚硝酸盐当食盐或碱面用。

贴心话

100年来,科学家认为亚硝酸盐没有任何益处,但是今天,科学家却发现了它的价值所在。据美国全波广播公司报道,在研究一种与亚硝酸盐相关的化合物———一氧化氮(NO)时,马克·格拉德温博士和心脏病专家理查德·坎农博士意外发现了亚硝酸盐的药用价值。一氧化氮可以扩张血管,进而增加血液流量,但无法用作药物。不过,亚硝酸盐却有着和一氧化氮相似的功效,实验证明,亚硝酸盐可以用作药物,用来治疗镰状细胞血症、心脏病、脑动脉瘤等和血液流量有关的疾病。

十、肉松可当肉食品吃吗

卫生故事

面包"有毒"原来是肉松"捣鬼"

(现代快报2011.4.28消息)近期,栖霞质监分局食品科在监督检查中发现某食品生产加工企业的食品原材料(面包肉松)颜色鲜艳异常,执法人员立即采取抽样取证,经检验后发现该批面包肉松中含有禁止添加的柠檬黄、日落黄等着色剂。

记者了解到,柠檬黄、日落黄是我国批准的食品添加剂之一,主要用于食品和药物的着色。但《食品添加剂使用卫生标准》中也明确规定,在牛肉、酱卤肉、鱼干、肉松等熟肉制品中是不允许添加日落黄、柠檬黄的。"因此,这家面包生产企业不能用添加了这些着色剂的肉松来生产面包。"栖霞质监分局食品科一工作人员介绍说,检验结果出来后,分局立即对该企业进行立案调查,将该批肉松进行了查封。经过调查这家企业购买肉松时索要的凭证发现,原来这批肉松来自福建漳州,根据相关规定,栖霞质监分局将案情移送至肉松生产地的质监部门进行源头处理。

通过搜索引擎查找"问题肉松",一下子得到约24600000条结果。由此可见,这小小的肉松,藏着大大的问题呢!

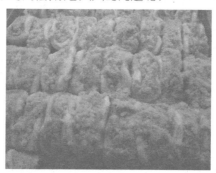

肉松蛋糕

互动讨论

1.肉松是肉食品吗?

2.问题肉松的问题是什么?

3.什么是食品添加剂?

我们的应对

肉松或称肉绒,是用猪的瘦肉或鱼肉、鸡肉除去水分后制成的。肉松是亚洲常见的小吃,在中国、日本、泰国、马来西亚、新加坡都很常见。一般的肉松都被磨成了末状物,适合儿童使用。可将肉松拌进粥里或蘸馒头食用。

不过肉松虽然美味,但在其加工过程中为了防腐、保鲜、提味等需要常常添加了一些化学合成物质或天然物质,我们称之为"食品添加剂"。

对于这个既熟悉又陌生的名词或者物质，我们常常似懂非懂，觉得有点儿可怕，但是生活中又无法避免它的出现。至少我们应该要知道人工合成食品添加剂的毒性大于天然食品添加剂，特别是当混有有害物质或用量过大时，容易造成机体的危害。所以，在选择食品前，一定要仔细看看包装上的成分，不要掉以轻心哦！

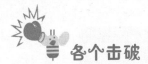

各个击破

1. 食品添加剂的名片

食品添加剂是指为改善食品品质、色、香、味以及防腐和加工工艺的需要而加入食品中的化学合成物质或者天然物质。

食品添加剂按其来源分为天然与合成两类。天然食品添加剂主要来自动、植物组织或微生物的代谢产物。人工合成食品添加剂是通过化学手段使元素和化合物产生一系列化学反应而制成的。遗憾的是，在现阶段天然食品添加剂的品种较少，且物以稀为贵，而人工合成食品添加剂的品种齐全、价格低、使用量较小，所以应用较广泛。

2. 毒力指数

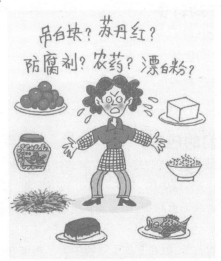

添加剂真可怕

人工合成食品添加剂的毒性大于天然食品添加剂,特别是当混有有害物质或用量过大时,容易造成机体的危害。

随着食品毒力学方法的发展,原来认为无害的食品添加剂近年来发现可能存在慢性毒性和致畸作用。

所以,目前食品添加剂偏重于向天然发展。

3.食品添加剂家族中的熟面孔

（1）防腐剂

我国允许使用的品种有苯甲酸(及其钠盐)、山梨酸(及其钠盐)、对羟基苯甲酸乙酯、对羟基苯甲酸丙酯、二氧化硫、焦亚硫酸钠(或其钾盐)、丙酸钠(或其钠盐)、脱氢醋酸、双乙酸钠。这些防腐剂的毒性都较低,像苯甲酸、山梨酸等可以参与体内现有的代谢,所以毒性很低。

防腐剂的防腐作用主要是抑菌作用,一般只限于使用在蛋白质含量较低的食品中。而允许在其中使用钠盐和钾盐的主要原因一般都是为了提高溶解度。

（2）抗氧化剂

我国允许使用的抗氧化剂有 BHA、BHT、没食子酸丙酯、异山梨酸钠、维多酚等。抗氧化剂主要用于防止油脂氧化,因此抗氧化剂是油脂和脂肪含量高的食品中常使用的食品添加剂。

（3）发色剂

发色剂,与色素不同,它是通过化学反应使食品保持本色,而作为发色剂只限于产生亚硝酸根的化合物,即硝酸钠、亚硝酸钠,而硝酸钠可被细菌还原成亚硝酸盐。

亚硝酸盐可以使肉制品在热加工以后保持红色,但我们也从前面第六节的学习中知道,亚硝酸盐也能和肉制品中的胺类结合形成有毒性的亚硝胺。所以在尚未找到替代物之前,各国都限制了肉制品中相关物质的含量。

（4）甜味剂

甜味剂是赋予食品甜味的添加剂,分为天然甜味剂和人工合成甜味剂两类。

目前产量最大的人工合成甜味剂是糖精。从长期大量动物毒性试验及对饮食疗法病人的调查来看,一般认为糖精的食用是安全的。

我国在天然甜味剂中有较大生产规模的是木糖醇。其次是甘草,它不仅是我国最常用的一种药物,也是民间传统生产的香料和干果类所广泛使用的一种天然甜味剂。

(5)着色剂

着色剂又称色素,是一类本身有色泽的物质,能使食品着色以改善食品的感官性状,增进食欲。

天然着色剂多数比较安全,有些还有一定营养价值,但个别也有毒性如含剧毒的藤黄;缺点是色泽不够稳定,价格较贵。

人工合成色素的特点是着色力强,色泽鲜艳,成本较低。但人工合成色素是从煤焦油中制取,或以苯、甲苯、萘等芳香烃化合物为原料合成的,在体内进行生物转化可形成芳香胺,具有致癌性(见第四、五节)。而且在合成过程中,人工合成色素可因原料不纯受到铅、砷等有害物质的污染。

我国批准使用的人工合成色素有苋菜红、胭脂红、赤藓红、新红、柠檬黄、日落黄、靛蓝和亮蓝。

(6)香料

为了改善或加强食品的香气、香味,食品加工有时需要加入少量的香料。

天然香料多含有复杂成分,非单一化合物。食品生产中主要是植物性香料,如茴香。

人造香料包括单离香料及合成香料,单离香料是从天然香料中分离出的单体香料化合物;合成香料是以石油化工产品、煤焦油产品等为原料制成的单体香料化合物。多种香料调配的产品即为香精。

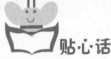

贴心话

面对种类繁多的食品添加剂,国家制定了相应的使用原则:

1.经过规定的食品毒理学安全评价程序的评价证明,在使用限期内长期使用对人体安全无害。

2.不影响食品感官性质和原味,对食品营养成分不应有破坏作用。

3.食品添加剂应有严格的质量标准,其有害杂质不得超过允许限量。

4.不得由于使用食品添加剂而降低良好的加工措施和卫生要求。

5.不得使用食品添加剂掩盖食品的缺陷或作为伪造的手段。

6.未经卫生部允许,婴儿及儿童食品不得加入食品添加剂。

十一、蟑螂对食品卫生的影响

 卫生故事

食品中的"小强"

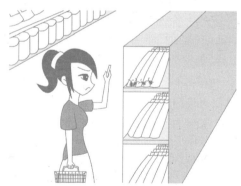

如平日一样,菲菲进入楼下的一家超市选购当天的食材。今天,菲菲准备买点儿鱼丸做汤吃。当菲菲来到自选鱼丸柜台前,她突然发现柜台里有好几只"小强"到处乱爬。菲菲气愤极了,她拿出手机拍照,打算把这一事件曝光。此时,超市工作人员看到她拍照后,直接用手迅速抓开正在爬的N只"小强"。菲菲随后还是成功地爆料了这件事。在她曝出的几张照片中,能清晰地看到一只蟑螂在装鱼丸的冷柜边缘。

互动讨论

1.“小强”有毒么?

2.“小强”如何危害食品?

3.如何防治“小强”?

4.如果你去超市买东西或去餐饮业就餐发现“小强”怎么办?

 我们的应对

如今,蟑螂已成四害之首。广东省城乡蟑螂侵害程度正在上升,除居民住宅外,饭店、大型食品超市和市场成为蟑螂侵害“重灾区”。这是记者从某省鼠害与卫生虫害防治协会获悉的。蟑螂侵害在近十几年来迅速上升。据介绍,由于食品等物资和城乡人员的频繁流动,城市蟑螂侵害程度有上升的趋势。从上个世纪90年代初开始,“四害”的种类发生了变化,蟑螂取代了臭虫,成为新“四害”之首。2003年,卫生部门的一项问卷调查结果显示:黑龙江省70多个县(市),仅有3个县没有蟑螂侵害。今年11月8日,疾控部门检查哈尔滨市5个区的公共场所发现,饭店、大型食品超市、农贸市场以及食品加工点,是蟑螂侵害的“重灾区”。在局部地区,蟑螂已有抗药性。

蟑螂本身没有毒性,主要通过自身携带的病原体间接影响食品卫生。由于顽强的生命力,蟑螂被戏称“打不死的小强”,再加上非凡的繁殖力,使得蟑螂无处不在,对食品安全造成巨大威胁。对付蟑螂可采用环境防治、物理防治、化学防治等方法。

 **各个击破**

1.“小强”档案

蟑螂,学名蜚蠊,别名“小强”,属节肢动物门昆虫纲,体扁平,黑褐色。触角长丝状,复眼发达。不善飞,能疾走。产卵于卵鞘内。主要分布在热带、亚热带地区。蟑螂生活在野外或室内,为腐食动物,喜昼伏夜出,居住在洞穴内。经得起酷热及严寒的考验,至今分布相当广泛。蟑螂是这个星球上最古老的昆虫之一,曾与恐龙生活在同一时代。

2."小强"的直接危害

蟑螂与儿童身体接触后会引发皮炎,其体表物质和体表携带物质作用于皮肤引发过敏性反应,也是哮喘的诱发因素;体表的有毒污物能引起食物中毒。

3."小强"的间接危害

蟑螂的最主要危害是作为传播媒介传播疾病。它通过到处取食、爬行传播疾病。它食性杂,垃圾、排泄物、食品什么都吃;侵害面广,垃圾、厕所、厨房、餐厅哪都去,橱柜、容器、食品哪都爬。蟑螂全身都是细菌,蟑螂的恶习是边吃、边爬、边排泄,走一路拉一路,把细菌传播得到处都是,令人万分厌恶,蟑螂是传播疾病的主要祸首!

蟑螂携带的细菌数量已经超过了40多种,其中包括鼠疫杆菌、痢疾杆菌、大肠杆菌、脊髓灰质炎病毒、黄曲霉毒素以及能够严重致癌的毒素等。除传播肝炎、肺炎、结核病、肠道病、胃炎等病症外,还可造成食物中毒。蟑螂可携带蛔虫、十二指肠钩口线虫、牛肉绦虫、绕虫、鞭虫等多种寄生蠕虫的虫卵,它们还可以作为念珠棘虫、短膜壳绦虫、瘤筒线虫等多种线虫的中间寄主。蟑螂传播疾病的能力极强!归纳起来蟑螂破坏人类健康,主要是通过污染食物和食具等方式传播病原体。

4.防治"小强"灾

环境防治:堵洞抹缝、修补门窗、网盖洞口,以防蟑螂侵入室内。蟑螂喜欢钻洞藏缝,所以在打扫环境卫生的同时,还可以选择用石灰、水泥、硅胶以及用杀虫剂浸泡过的棉花、麻绳堵洞抹缝,使蟑螂无处藏身,这是治本的措施,同时也可防止蟑螂从外界再次侵入室内。收藏好食物和动物饲料,对散落和残存的食物、用过的餐具、泔水等都要及时清除处理,关好水龙头,使蟑螂断水、断粮也非常重要,保持环境整洁,清除垃圾及杂物,让蟑螂无藏身之地。及时修复破损的房子和设施,堵塞缝隙,尽量减少它的栖息场所。对货物特别是杂物、食品及其盛器,应仔细检查有无蟑螂和卵鞘,空的饮料、食品容器要妥善处置。

物理防治:物理防治简便易行。可采用人工捕打、粘捕、诱捕、开水烫、火焰烧等措施。在早春和冬季,人们更替衣服和被褥时,可以翻箱倒柜地搜查藏在里面的蟑螂和卵鞘,因为这时气温低,蟑螂活动力差,很容易捕获。厨房、食堂是蟑螂集中栖息的场所,用开水浇灌缝隙、孔洞和角落,可以轻而易举地烫杀隐藏在里面的蟑螂和卵鞘,这种方法既方便又经济,只要经常进行,就可以有效地降低蟑螂密度。用粘捕盒捕捉蟑螂,也能取得满意效果,这种方法特别适合不能采用杀虫剂的场所,例如电脑房、现代化办公室等。

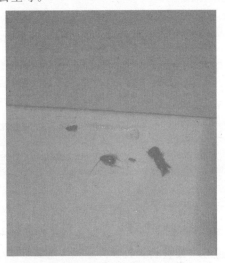

屋角线条状药液与药死的蟑螂

化学防治:这是迄今消灭蟑螂最有效的方法。在物理防治的基础上,使用化学杀虫剂消灭蟑螂仍然很重要。目前常用的杀虫剂有除虫菊酯和有机磷等。从剂型上看有气雾剂、毒饵、喷射剂、烟雾剂、粉剂等。滞留喷洒药物是常用的一种灭蟑螂的方法,使用长效的杀虫剂喷洒在蟑螂栖息或经常活动的场所,使它们与药面接触而中毒死亡。针对蟑螂栖息处、缝隙内喷洒,喷洒时要遵循由外至内、由上至下的原则,先关闭门窗,打开柜门,拉开抽屉,对外围先喷上一圈约20cm的屏障药带,再对缝隙、孔洞、角落进行喷洒,对缝隙、孔洞处喷出的药液最好呈线状,这样可以收到很好的效果,处理表面,喷出的药液可呈扇形状。喷洒结束后要关闭1小时,对蟑螂有良好的杀灭作用。注意喷洒前收藏好食物,避免受到药物污染。

贴心话

"小强"也能变害为宝

蟑螂虽然对食品安全有危害,但本身也具有一定的药用价值。蟑螂性味寒、咸。能活血散瘀,解毒消疳,利尿消肿;可用于症瘕积聚、小儿疳积、脚气水肿、疔疮、肿毒及虫蛇咬伤。

十二、兽药对肉品的影响

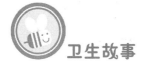

卫生故事

"健美猪"

2011年3月15日,据央视《每周质量报告》的3.15特别节目《"健美猪"真相》报道,河南孟州等地养猪场采用违禁动物药品"瘦肉精"饲养,有毒猪肉流向了双汇。济源双汇食品有限公司是河南双汇集团下属的分公司,以生猪屠宰加工为主,有自己的连锁店和加盟店,"十八道检验、十八个放心"的字样随处可见,但却不包括"瘦肉精"检测。济源双汇食品有限公司采购部业务主管承认,他们厂的确在收购添加"瘦肉精"养殖的所谓"加精"猪,而且收购价格比普通猪还要贵一些。这种猪仔喂"瘦肉精"一周后,送到他们厂卖的时候就不容易查出来。早在2002年2月,农业部等三部委就将"瘦肉精"列为禁用药品,并列入年度例行监测计划。双汇集团济源厂收购含有"瘦肉精"的猪肉一经央视曝光市场哗然。

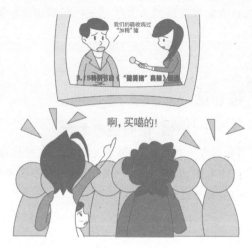

互动讨论

1.什么是"瘦肉精"?

2.什么是兽药,对食品有什么影响?

3.如何防止兽药对食品的不良影响?

4.兽药中毒怎么办?

我们的应对

"瘦肉精"是兽药的一种,将瘦肉精用作添加剂加于饲料中,可以增加动物的瘦肉含量、减少饲料使用量、使肉品提早上市、降低成本,但因对人体具有严重的副作用,在我国已被禁止使用。我们在市场买猪肉的时候,一定要看清该猪肉是否有红色检疫滚动章,必要时查看相关检疫文件。遇到颜色特别鲜红、光亮,瘦肉明显过多,或质地软、瘦肉肥肉分层的猪肉,一定要提高警惕。

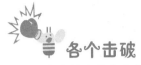 **各个击破**

1.吃了瘦肉精有什么害处

瘦肉精危害的原理是对心脏有兴奋作用,对支气管平滑肌有较强而持久的扩张作用。因此急性瘦肉精中毒会造成心跳加快,面颈、四肢肌肉颤动,有手抖甚至不能站立、头晕、乏力等表现。原有心律失常的患者更容易发生心动过速、室性早搏等;原有交感神经功能亢进的患者,如有高血压、冠心病、甲状腺功能亢进者上述症状更易发生。反复使用会产生耐受性,对支气管扩张作用减弱及持续时间缩短。误食瘦肉精污染的猪肉应立即洗胃、输液,促使毒物排出,严重者有生命危险需送医院诊治。

2.什么是兽药残留

兽药残留指我们平时从市场买来的动物产品含有兽药的原化合物或代谢产物以及与兽药有关的杂质,在食用这些动物产品时就间接地摄入了残留的兽药,从而对健康产生危害。这些残留兽药的主要来源包括:养殖户们使用违禁或淘汰药物;不遵守休药期规定;超量用药或把治疗药物当成添加剂使用;滥用药物;饲料加工过程受到污染;用药方法错误;环境污染等。兽药残留主要种类有:多种抗生素类、激素类、抗寄生虫药等。

3.兽药残留的危害

对人体的直接急性毒性作用,主要有氯霉素导致的再生障碍性贫血;β-兴奋剂类能引起头痛、狂躁不安、心动过速、血压下降;亚治疗量抗生素及其残留易于诱导耐药菌株,使肉产品内滋生高耐药菌株;干扰人肠道内的正常菌群;还有可能导致过敏性反应。

慢性毒性作用,例如四环素类能够与骨骼中的钙结合,抑制骨骼和牙齿的发育(青少年们处于生长发育阶段,尤其应注意);激素类兽药,其中有些性激素类具有致癌性、发育毒性(引起误食者性早熟,影响正常生长发育）。

不同类兽药通过肉类摄入人体有"鸡尾酒效应"，即协同增毒效应。指的是同时摄入多种兽药的毒性比单一任何一种兽药的毒性更大。

4.如何降低兽药危害

辨别"瘦肉精猪肉"：含有"瘦肉精"的猪肉特别鲜亮、光亮，如果猪肉比较软不能立于案上，可能含有"瘦肉精"；饲喂过"瘦肉精"的生猪，屁股圆润，臀部较大；"瘦肉精猪肉"的肥肉与瘦肉有明显分离，且瘦肉与脂肪间有黄色液体。

如果已经买回的肉类怀疑有兽药残留，量少可以直接丢弃；量大或经营售卖可以送疾控部门做检测，阴性可以继续食用或售卖，阳性则向食品药品监督管理局举报。

贴·心·话

同学们，你知道哪些兽药禁止使用于所有食品么？

（1）兴奋剂类：克仑特罗、沙丁胺醇、西马特罗及其盐、酯及制剂。

（2）性激素类：己烯雌酚及其盐、酯及制剂。

（3）具有雌激素样作用的物质：玉米赤霉醇、去甲雄三烯醇酮、醋酸甲羟孕酮及制剂。

（4）氯霉素及其盐、酯（包括琥珀氯霉素）及制剂。

（5）氨苯砜及制剂。

（6）硝基呋喃类：呋喃西林和呋喃妥因及其盐、酯及制剂；呋喃唑酮、呋喃它酮、呋喃苯烯酸钠及制剂。

（7）硝基化合物：硝基酚钠、硝呋烯腙及制剂。

（8）催眠、镇静类：安眠酮及制剂。

（9）硝基咪唑类：替硝唑及其盐、酯及制剂。

（10）喹噁啉类：卡巴氧及其盐、酯及制剂。

（11）抗生素类：万古霉素及其盐、酯及制剂。

十三、杀虫剂的影响

卫生故事

杀虫剂杀虫也"杀人"

2011 年 12 月 27 日晚,夏家 20 多人在海珠区江南西路南岗喜宴饭店吃饭。晚上 9 时 30 分,最后一批离开的 14 个人乘电梯来到饭店所在的南轩阁大厦地下停车场,准备取车离开。当时,停车场里喷洒了大量的杀虫剂。当这家人一出电梯门时,就被停车场里弥漫的刺鼻气味呛到,并出现恶心、头晕等不适症状。夏家人赶紧将车开出停车场,在出口处,家里最年长的老太太出现呕吐。约两个小时后,14 人全部来到广州医学院第二附属医院接受了输液治疗。医生初步诊断为:吸入刺激性气体导致不适,并建议症状较严重的 3 位住院观察,其余人当晚回家。

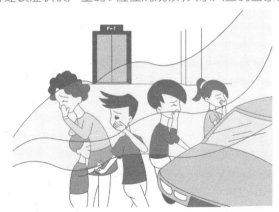

互动讨论

1.杀虫剂有毒么?

2.杀虫剂对人有什么危害?

3.如何防止杀虫剂"杀人"？

 我们的应对

　　几乎所有杀虫剂都会严重地改变生态系统，大部分对人体有害，其他的会被集中在食物链中。因此，我们要尽量节制使用杀虫剂，可不用时尽量不用；尽量减少与杀虫剂接触，不要在施了药的房子里逗留，施药后立即离开，一个半小时后待打开门窗充分通风排气之后再进入；大脑发育还未完善的婴幼儿和儿童，要绝对避免接触任何杀虫剂；施用杀虫剂后要沐浴，并换衣服。

 各个击破

1.什么是杀虫剂

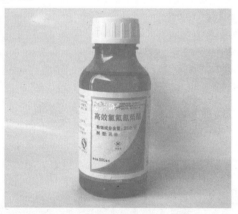

杀虫剂

　　杀虫剂是一类合成化学品，目前家用最多的为喷雾剂型，是主要用于杀灭城市卫生害虫和农业害虫的药品，使用历史长远、品种多。在20世纪，城市迅速发展，人民生活卫生状况不断改善，杀虫剂发挥了重要作用。尤其是对消灭"四害"，防止害虫引发、传播疾病，提高农产品产量可谓是"功不可没"。其根据作用机理主要有以下几类：(1)神经毒剂，作用

于害虫的神经系统,如滴滴涕、对硫磷、呋喃丹、除虫菊酯等;(2)呼吸毒剂,抑制害虫的呼吸酶,如氰氢酸等;(3)物理性毒剂。如矿物油剂可堵塞害虫气门,惰性粉可磨破害虫表皮,使害虫致死;(4)特异性杀虫剂,引起害虫生理上的特殊异常反应。

2.杀虫剂的危害

虽然杀虫剂可有效杀灭各类害虫,改善了生活卫生条件,但是因为其自身化学性质,所以对人类健康亦造成一定危害。杀虫剂对人的毒性有急性和慢性两种性质。杀虫剂的急性毒性分为特剧毒、剧毒、中等毒、低毒和微毒五个级别。目前广泛使用的卫生杀虫剂,大都是采用一种世界公认安全的属于拟除虫菊酯类杀虫剂。此类杀虫剂有明显的神经毒性,急性中毒会引起头痛、头晕、多汗、流涕、多痰、胸闷、气短、呼吸困难等症状。严重者会抽搐昏迷,甚至因呼吸、循环中枢抑制而死亡。

有些杀虫剂化学性质稳定不易分解,长期低剂量接触能在体内蓄积导致慢性中毒,降低免疫力,影响机体功能。部分具有致癌性和致畸性等长远期危害的已被禁用。

3.杀虫剂中毒的急救

首先使中毒者脱离杀虫剂范围,脱去衣物,以肥皂水或清水冲洗体表、甲床缝隙、毛发。对经口中毒者应及时送往医院,进行催吐、洗胃等治疗。且记住中毒的杀虫剂名或毒物特征,以便医生能尽早针对性地用药,这对减少伤害、减少死亡率非常重要。

4.杀虫剂使用防护

杀虫剂中毒往往是因为人为误操作或不慎误入杀虫剂环境内造成,因此科学地购买、使用杀虫剂对充分发挥其"除恶"功能,防止其对人造成危害非常重要。

(1)在喷药雾之前,必须先把所有食物、水源、碗柜密封,最好在人们进餐之后使用,避免污染,而且要将药罐置于儿童接触不到的位置。

(2)应该做好防护,最好能穿上长袖衣服,戴上口罩,防止皮肤或呼吸道中毒。

(3)不要过量使用。许多人为了增强杀虫效果而加大使用剂量,但这样同时也容易导致中毒。如果发现家人或小孩有头晕、恶心、视力模糊、皮肤刺痛等症状,应当及时离开使用过杀虫剂的环境,严重的要及时送到医院治疗。

(4)由于杀虫气雾剂属于压力包装,因此要避免猛烈撞击以及高温环境。

(5)不要购买已经明令禁止使用的杀虫商品。明令禁止使用的杀虫剂有灭蚁灵、滴滴涕、毒杀芬、氯丹、七氯、狄氏剂、异狄剂和艾氏剂等。

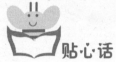

贴心话

目前我国的杀虫剂仍以有机磷类为主,此类杀虫剂主要引起神经毒性,中毒后特效急救的药名为阿托品,可有效对抗有机磷中毒引起的症状。但要注意,阿托品使用过多也有副作用,叫做"阿托品化",有口干、皮肤干燥、体温升高、颜面潮红等相应症状。

十四、杀菌剂的影响

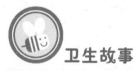

卫生故事

稻瘟灵中毒案

2011年8月12日,长沙市一名2岁儿童小武(化名)误食了路边捡到的稻瘟灵,家人拿出阿托品为他解毒,谁知反而中毒更深。当天下午,湖南省儿童医院重症监护室内,小武面色发黑,已经睡着,医生说,孩子仍未脱离生命危险。"因为小武的家人12日下午将小武送至医院时并没有把农药瓶带过来,这给医生的检查和治疗造成了一定的困难。"主管医生说。

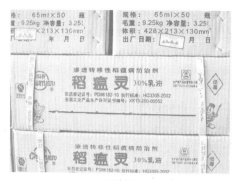

稻瘟灵

互动讨论

1.稻瘟灵是农药么?

2.杀菌剂中毒后应该怎么办?

3.如何防范杀菌剂引起中毒?

我们的应对

　　稻瘟灵是一种低毒杀菌剂,农药的一种。而阿托品主要用于有机磷农药中毒(但即使是有机磷中毒,用药也应该由医生来操作),对杀菌剂中毒的救治应该"对毒下药",需根据具体的杀菌剂种类而论。对于杀菌剂中毒的急救(通常是由于误食导致),一般是先催吐、洗胃,然后对症用药,所以杀菌剂中毒送往医院时,带上中毒物的包装、瓶子、标签等就特别重要。而对于此类农药中毒事故的防范,重点还在于对农药的管理,一定要将农药与其他可食或可接触物隔离开,尤其注意放在儿童无法触及的地方。

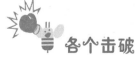

各个击破

1.什么是杀菌剂

　　杀菌剂是用于防治由各种病原微生物引起的植物病害的一类农药,

一般指杀真菌剂。但国际上,通常是指作为防治各类病原微生物的药剂的总称。杀菌剂按原料来源可分:

无机杀菌剂,如硫磺粉、石硫合剂、硫酸铜;

有机硫杀菌剂,如代森铵、敌锈钠;

有机磷、砷杀菌剂,如稻瘟净、克瘟散;

取代苯类杀菌剂,如甲基托布津、百菌清;

唑类杀菌剂,如粉锈宁、多菌灵;

抗菌素类杀菌剂,如井冈霉素、多抗霉素;

复配杀菌剂,如灭病威、双效灵、炭疽福美;

其他杀菌剂,如甲霜灵、菌核利、腐霉利、扑海因、灭菌丹、克菌丹、特富灵、敌菌灵、瑞枯霉、福尔马林等。

2.杀菌剂对食品卫生的危害

杀菌剂对人体造成危害,主要原因是人直接误食或接触杀菌剂产品,或者间接食用或接触被杀菌剂处理过的农产品,比如误食有机汞或六氯(代)苯处理过的谷种。目前大多数杀菌剂不会引起严重的全身性中毒,原因在于高毒性杀菌剂逐步被淘汰,其次,其常用形态为粉剂或颗粒剂,不易吸收(除非直接误食)。

长期接触某些有机杀菌剂会出现皮肤过敏反应,累及眼时,其刺激性能引起结膜炎和角膜炎,停止接触则炎症会消退,一般消退较慢,但能完全康复。具有挥发性的有机杀菌剂也能引起呼吸道刺激症状,如咳嗽、哮喘等。直接误食杀菌剂或被杀菌剂污染的食物引起的症状根据杀菌剂种类不同而有差异,如有机汞杀菌剂误食可引起急性或慢性汞中毒。

3.杀菌剂中毒的急救和防范

皮肤接触有毒杀菌剂,当立即停止接触,用肥皂和水清洗皮肤;若不慎入眼时则用大量水清洗眼睛,如刺激症状严重则送医院诊疗。

误食引发中毒的,应送往医院立即催吐、洗胃,减少胃肠吸收,使用促进排泄、代谢的药物,然后根据造成中毒的杀菌剂种类,对症用药。

防范杀菌剂中毒要科学地使用杀菌剂:不买禁止使用的高毒性杀菌剂;使用时做好防护,避免皮肤接触和呼吸道吸入;用量适宜,加大用量不会提高效果,反而增加中毒的危险;杀菌剂的存储和放置应远离食品区和衣物,尤其注意放在儿童无法触及的地方;经杀菌剂处理后的农产品应严格做标记,并与其他可直接食用产品隔离开。

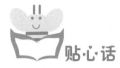

贴心话

你知道杀菌剂的毒性大小吗?请看下面的指标:

1.杀菌剂的效果和毒性测定方法。常用抑菌圈法:将病原菌孢子或菌丝的悬浮液与琼脂培养基混匀,冷凝后,在培养基平面放上消毒的并蘸有不同浓度药液的圆形滤纸片(直径6毫米左右),经定温培养一定时间后,由于药液的扩散作用,使病菌生长受到抑制,即形成"抑制圈"。测量抑制圈的大小,以比较杀菌剂的毒力。

2.毒性指标。致死中量,即杀死生物种群半数(50%)所需用的剂量(毫克/千克),常简写为LD50;如果浓度表示剂量,则为"致死中浓度",简写为LC50。杀菌剂则以ED50或EC50来表示,即抑制50%孢子生长所需的剂量或浓度。数字越小则毒性越大。

十五、方便食品为何不能多吃

卫生故事

方便面"成瘾"

东东6个月大的时候,其母亲刘虹就不喂母乳了。由于刘虹和丈夫都是外地来的人员,身边没有老人帮忙,刘虹为了照顾年幼的东东就做了全职妈妈。有时忙不过来了就泡碗方便面吃,那时的东东眼馋妈妈的方便面,刘虹就给东东喂一小口"解解馋"。没想到,每次刘虹泡方便面东东都要尝尝,于是小家伙从此上了瘾。后来东东不愿意喝奶了,每顿饭都要吃方便面。起初,刘虹想这样也省事,有时候懒得做饭,就和孩子凑合一下。但东东今年就要上幼儿园了,为此,刘虹伤透了脑筋。

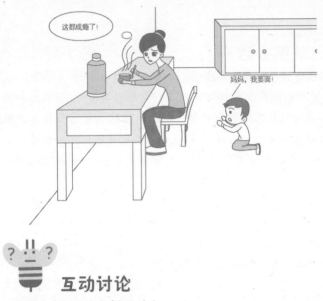

互动讨论

1.为了方便,只吃方便面对么?

2.方便面吃多了有什么害处?

3.如何正确食用方便面,减少其危害?

我们的应对

方便面,顾名思义,是一种方便食品,只要一杯开水就可以填饱肚子。在生活节奏日益加快、学生课业负担不断加重的今天,方便面以其便宜、好吃、方便、保存时间长的特点受到很多青少年的欢迎,方便面年销量超过1000亿包,其中青少年是主要消费群体。然而方便面是一种油炸膨化食品,有研究表明长期食用不利于青少年的健康成长,还可能产生很多食品卫生问题。

各个击破

1.什么是方便面,为何如此流行

方便面是对切丝出来的面条通过蒸煮、油炸,让面条形状固定,一般成方形或圆形,食用前以开水冲泡,并用开水溶解调味料,短时间内可食用的即食食品。方便面按工艺划分主要有:油炸方便面、非油炸方便面、湿法方便面三种。

伴随着全球化进程的加快和生活节奏的加速,方便面这一能快速充饥的食品越来越受到都市上班族和青少年朋友们的青睐。上班族日常工作繁忙,泡一包方便面能节约大量的时间,而且物美价廉。很多青少年因住校、留守等原因,没有人专门为他们烹饪,而方便面低廉的价格和简便的调制方法非常吸引他们。也有很多青少年即使有条件吃上正常的饭菜,但因喜欢方便面的独特味道而食用。

2.方便面的食品卫生问题

方便面常为人们所诟病,认为多吃不利于健康,主要原因是其中的添加剂。这是方便食品中最为严重的卫生安全问题,也是大家普遍最担心的问题,因方便面保质时间长且制作工艺复杂,防腐剂等添加剂必不可少。方便面中的主要添加剂和危害有:

食盐:一包方便面约含盐6g,世界卫生组织(WHO)建议每天摄入食盐应不超过6g,一包就已经达到这个数字了;方便面含盐量明显偏高,吃盐过多易患高血压,且加重肾脏负担。

磷酸盐:它的用途很广,可以改善方便面的味道,但是,人体摄磷过多,会使体内的钙无法充分利用并使钙质加速排出,容易引起骨质疏松、牙齿脱落、骨骼变形,甚至是骨折。

油脂:多数方便面都用油炸过,油炸后可减去面中水分,能延长保存期,但这些油脂经过氧化后变为"过氧化脂质",它积存于血管或其他器官中,加速人体的老化速度,并引起动脉粥样硬化,易导致脑溢血、冠心病、肾病等。

防氧化剂:方便面从制成到进入消费者手中,短的一两个月,长时达一两年,其中添加的防氧化剂和别的化学药品已经在慢慢地变质,对人体有害无益。

着色剂、香料等:方便面成分简单,但为了促进人的食欲,加入多种着色剂和香料。

3.面对方便面的"诱惑"怎样吃才健康

(1)先冲洗:先用温水洗净搅拌,倒出含有蜡涂层的水。(2)应煮着吃:煮面更易吸收水分,利于肠胃消化,同时加上鸡蛋与蔬菜,使面条更加营养。(3)吃完面把汤倒掉:调味料不要全加进去,避免盐分过多。(4)吃完后最好吃些水果。(5)最重要的是不要长期吃。

贴·心·话

对方便面怎么吃才健康的问题,如果有条件,也可以尝试下面的小秘诀:

(1)方便面最好不要干吃,否则会更加"燥热"。另外,方便面中会有一些蔬菜配料,这些配料最好以新鲜蔬菜代替,这样可以适当补充维生素。

(2)第一次泡完方便面的水要倒掉,然后倒入自己准备的新鲜汤汁。另外,方便面中的调味品尽量避免食用,可以用食盐、糖以及酱油代替。

(3)对于一些由于工作繁忙,没时间煮饭,经常要吃方便面的人,每天需适当饮用牛奶、果汁,以及进食鸡蛋、水果、蔬菜等食物来补充身体所需营养。

(4)一般情况下,方便面不宜每天都吃,容易诱发肝炎等疾病。另外,泡杯面时,不宜使用方便面配有的纸杯来泡,以免纸杯表面的蜡受热融化,进入人体,危害健康。

另外,在超市或便民店我们可以看到很多方便食品,如各类饼干类的膨化食品、袋装的多种口味的豆干、薯条、翅尖、牛肉干等即食食品,以及多种罐头等,它们都有与方便面同样的卫生问题,切记不可多吃、贪吃。

十六、食品中的色素问题

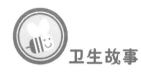

卫生故事

"彩色食品综合征"

10岁的明跃被妈妈带进了儿科门诊。"医生,我儿子明跃从小就喜欢吃零食,常常到商店挑选五颜六色的小食品吃。如今,儿子10岁多了,可身高、体重与同龄的孩子相比,都差了不少。注意力也集中不起来,总是丢三落四的,还常拉肚子。这些是怎么回事呢?医生,我们真的很着急了。"医生阿姨做了必要的辅助检查后,告诉明跃的妈妈,明跃患上了"彩色食品综合征",这是由于过多、过久地吃染色食品,以致色素在体内蓄积引起了中毒。

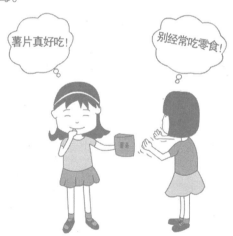

互动讨论

1.色彩斑斓的食物为什么不能多吃?

2.色素食品吃多了有什么害处?

3.如何防范过多地摄入色素?

我们的应对

很多少年儿童都喜欢吃五颜六色的食物,不少彩色食品就像一只披着羊皮的狼,用它美丽的外表吸引孩子们上当。而这些外表艳丽的食物很可能含大量的人工合成色素(色素分为天然色素和人工合成色素)。大量的研究报告指出,几乎所有的合成色素都不能向人体提供营养物质,某些合成色素甚至会危害人体健康,导致生育力下降、畸胎等等,有些色素在人体内可能转换成致癌物质。有"色"食品暗藏隐患多。我们青少年朋友购买、选择食物时一定要注意避免色泽鲜亮的,勿以"色"挑食。

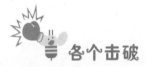 各个击破

1.什么是色素

彩色食品所用的色素,有天然色素和化学合成色素两大类。天然色素是从动、植物组织中提取的,如姜黄素、叶绿素、红花黄、辣椒红、玉米黄等。这类色素安全、无毒,有的还具有一定的营养保健作用。但由于天然色素提取成本高、着色力差,使用并不广泛。

化学合成色素则是从石油或煤焦油中提取的,或以苯、甲苯、萘等芳烃类化合物为原料合成的。化学合成色素种类多、数量大,具有色泽鲜艳、成本低廉、着色力强等优点,因而被广泛运用。化学合成色素不仅无营养价值,而且其化学成分本身对人体有害。

2.食品中色素的危害

长期、过多地食入彩色食品,色素就会逐渐在体内积蓄起来,引发"彩色食品综合征",危害健康。其主要的危害在于:

(1)干扰人体的正常代谢功能:主要因为它损害体内亚细胞结构,进而干扰多种活性酶的正常功能,使糖、脂肪、蛋白质、维生素和激素等代

谢过程受到影响,从而导致腹泻、腹胀、腹痛、营养不良和过敏症如皮疹、哮喘等。

（2）消耗体内解毒物质:儿童特别是幼小孩子的免疫系统发育尚不成熟,肝脏的解毒功能和肾脏的排泄功能都较弱,如果食入较多不合格的彩色食品,就会使色素在体内大量消耗解毒物质,并直接作用于靶器官,从而造成慢性中毒,妨碍孩子身体的发育和健康成长。

（3）影响孩子神经功能:不少孩子平时任性,脾气暴躁,常出现过激行为,造成这种情况的原因,除了社会因素和家庭教育因素外,过多食用彩色食品也是一个不容忽视的原因。

3.防范色素危害,纠正青少年以"色"挑食

做父母的不仅要重视孩子合理的营养摄取,以满足其生长发育的需要,同时,也要重视从小培养孩子良好的饮食习惯。对孩子喜爱的有色食品,要严格把关,不可过分放任孩子。尤其要少购买那些染色重、色彩鲜艳的小食品,更不可购买未经食品卫生部门检验合格或批准生产的食品,即食品袋上无QS标志。

即使为孩子购买有色食品,也要注意认真挑选,购买正规食品企业生产的"本色"或颜色浅淡的食品,并且不可过久、过多地食入彩色食品,以免造成色素在体内蓄积中毒。

贴心话

我国对在食品中添加合成色素有严格的限制:凡是肉类及其加工品,鱼类及其加工品,醋、酱油、腐乳等调味品,水果及其制品,乳类及乳制品,婴儿食品,饼干,糕点都不能使用人工合成色素。只有汽水、冷饮食品、糖果、配制酒和果汁露可以少量使用,一般不得超过1/10000。

目前我国批准使用的食用合成色素有6个品种,即苋菜红、胭脂红、柠檬黄、日落黄、靛蓝和亮蓝,并严格限定了在食品中的安全使用剂量和使用范围。这些合成色素没有任何营养价值。同时,婴幼儿食品是禁止使用化学合成色素的。事实上,在巨大的经济利益驱使下,我国食品中合成色素的超标、超范围使用现象屡禁不止，家长在为儿童购买食品时一定要小心，不要过分追求食品的色泽。

十七、日本核辐射为什么引起国内海产品滞销

卫生故事

"3·11"大地震余波未消

位于日本宫城县境内的石卷市是日本最有名的渔港之一，也是日本2011年"3·11"大地震受灾最严重的区域之一。受地震和福岛核电站核泄漏事故的双重影响，当地的渔业生产遭受了毁灭性的打击。如今一年过去了，石卷市当地的水产业余波尚未消除。现在，很多日本人都不吃鱼了，也不吃东北地区产的蔬菜了，对核辐射污染保持着高度警惕。以前，日本向国外出口大量的海产品，现在这些出口订单全都被取消了，这让这些从事水产加工业的企业感到压力很大。

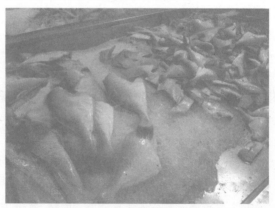

超市海产品滞销

在去年地震发生前,木村的渔业加工企业一年营业额将近20亿日元(约合1.6亿人民币),而现在营业额仅为原来的十分之一左右。原本,俄罗斯、韩国、中国的厂商一直在进口他们企业的鱼类产品,如今却都不再进口他们的产品了。

互动讨论

1.核辐射对海产品有什么影响?

2.核辐射是如何污染海产品的?

3.核辐射食物对人体有哪些危害?

我们的应对

放射性物质外泄进入水体,会污染海产品,并随着食物链传播,威胁人类健康。放射性物质污染后的食物对人体健康有着巨大的危害,短期大剂量接触导致的放射病可致人死亡,长期接触则可能致癌。而一旦放射性物质被食物吸收,人们无法通过清洗或者高温烹饪去除它们,人摄入放射性污染的食物后,也无法清除或排出放射性物质。碘盐中碘含量相对较低,吃碘盐并不能防辐射。即便是服用碘片,对阻断除放射性碘之外的其他放射性物质也没有作用。因此,对付放射性污染的方法,目前只能加强防范,远离受辐射污染的区域和受辐射污染的海产品。

1.福岛核辐射泄露对食品的影响

2011年3月,日本福岛第一核电站的放射性物质外泄,导致核电站附近的蔬菜、水果、水稻、肉类、鱼类等各种食物受到放射性物质污染。据统计,日本每年出口食品占全世界食品出口总量的5%,大部分是加工食品和海鲜类。尽管这个比例不算大,但如果这些食物中的一部分受到了污染,也将给世界食品安全带来威胁。

2.核辐射如何污染食物

核辐射会对食物造成污染,受到核辐射污染的食物中有放射性亚原子粒子——这种粒子可以释放γ射线,它会破坏食物中的分子结构,形成带正电荷或负电荷的自由基,自由基与食物作用后会形成新的化学物质——辐射解物。一些辐射解物,如甲醛、苯、甲酸、醌类对人体健康非常有害,其中苯就是一种致癌物质。辐射还会促进黄曲霉毒素的生长,这种毒素是导致肝癌的罪魁祸首之一。

更为严重的是,放射性物质会污染整个食物链,比如一只沙丁鱼被污染,当它被吞拿鱼吃掉后,吞拿鱼也受到了污染,以此类推,整个食物链上的动物都将受到污染。同样,假如放射性物质落在草地上,牛吃了被污染的草,被污染的奶牛分泌的乳汁被人喝了后,放射性物质也进入了人体。

3.核辐射食物对人体有哪些危害

人体食入被辐射污染的食物后,体内染色体、免疫系统会受到损伤,并出现肾功能异常、心脏血栓增加、纤维素增生。印度的一项研究也发现,四个食入放射性污染小麦的儿童,染色体出现异常,而且患癌症的概率也增加了。

放射性物质本身对人体有着致命性的危害,例如日本核辐射所释放出的碘-131和铯-137,都可以导致癌症的发生。碘-131如果进入人体甲状腺,会引发甲状腺癌,而铯-137则可以引起人体绝大多数组织癌变。一旦放射性物质被食物吸收,人们无法通过清洗或者高温烹饪祛除它们。

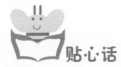

贴心话

盐能防核辐射么

自2011年3月16日始,全国多地发生食盐抢购现象。抢购主要由于网络传言,网络盛传海水受到污染,今后生产的海盐不安全、不能食用;含碘物品可以预防核辐射,还有人传言盐要涨价,造成部分民众盲目抢购囤积碘盐。

碘防辐射的原理是预先服用含有稳定碘同位素的药片，可以阻断人体甲状腺对放射性碘-131的吸收。由于碘不易在甲状腺中积聚，短时间内就能排出体外，从而减少碘-131对人体的放射性危害。也就是人在受到核辐射5个小时内，服用100毫克的碘片才有用，在核辐射前吃再多的碘盐或者碘片也无济于事。

首先，碘盐中碘含量相对较低，吃碘盐并不能防辐射。即便是服用碘片，对阻断除放射性碘之外的其他放射性物质也没有作用。之所以有碘片防辐射之说，是因为在出现核电站事故的情况下，碘化钾药片旨在使甲状腺发生饱和，防止对放射性碘的吸收。如果在辐射发生前或者发生后不久即服用，这一措施可以从长远角度降低患癌症的风险。碘化钾并不是"辐射解毒剂"。对某些人，比如肾功能不良者，还可能引起并发症。

十八、工业废水的影响

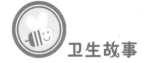

卫生故事

柳州镉事件

2012年1月15日，龙江河拉浪水电站内群众用网箱养的鱼，突然出现不少死鱼现象。宜州市环保部门经过调查发现，死鱼是由于龙江河宜州拉浪段镉浓度严重超标引起，龙江水体已遭受严重镉污染。1月26日，污染团进入龙江下游的柳江系统。27日，柳江上游部分河段现轻微污染，柳州寻备用水源，柳州市内出现瓶装饮用水抢购潮。28日，广西启动突发环境事件Ⅱ级应急响应。29日，镉污染已进入柳州水源保护地。污染源主要是上游的工厂废水排放和镉泄露，这次镉污染事件中镉排放和泄露量约为20吨，波及的河段将达到约300公里。经相关部门调查，发现嫌疑企业有金城江鸿泉立德粉材料厂以及广西金河矿业股份有限公司等十几家。

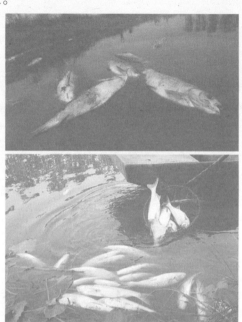

受污水域出现大量死鱼

互动讨论

1.镉是什么东西？从哪里来的？

2.镉对人有什么危害？

3.如何防范工业废水的危害？

我们的应对

镉是重金属的一种，是一种对人体有害无益的金属。水体中镉的污染主要来自工业废水。硫铁矿石制取硫酸和由磷矿石制取磷肥时排出的废水中含镉较高，每升废水含镉可达数十至数百微克，大气中的铅锌矿以及有色金属冶炼和燃烧、塑料制品的焚烧形成的镉颗粒都可能进入水中。饮用镉污染的水源能使人慢性中毒,导致"痛痛病"。因此,我们要防止镉污染,主要是防止工业废水的危害,要加强对工业废水排放的管理,制定并严格执行废水排放标准,从根本上杜绝工业废水的危害。

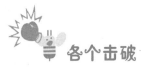 各个击破

1.镉的个人档案

镉是人体非必需元素,在自然界中常以化合物状态存在,一般含量很低,在正常环境状态下,不会影响人体健康。镉和锌是同族元素,在自然界中镉常与锌、铅共生。当环境受到镉污染后,镉可在生物体内富集,通过食物链进入人体,引起慢性中毒。镉被人体吸收后,在体内形成镉硫蛋白,选择性地蓄积于肝、肾中。20世纪初发现镉以来,镉的产量逐年增加。镉广泛应用于电镀工业、化工业、电子业和核工业等领域。镉是炼锌业的副产品,主要用于制造电池、染料或塑胶稳定剂,它比其他重金属更容易被农作物吸附。相当数量的镉通过废气、废水、废渣排入环境,造成污染。污染源主要是铅锌矿,以及有色金属冶炼、电镀和用镉化合物作原料或触媒的工厂。

2. 镉中毒的表现——"痛痛病"

长期饮用遭到镉废水污染的水,可能导致"痛痛病",即身体积聚过量的镉损坏肾小管功能,造成体内蛋白质从尿中流失,久而久之形成软骨症和自发性骨折,全身疼痛。世界最早镉污染致"痛痛病"于1955年发生在日本,起因是炼锌厂排放的含镉废水污染了周围的耕地和水源,超过300人死亡,甚至有人不堪忍受全身的疼痛而自杀。长期饮用受镉污染的自来水或地表水并用受镉污染的水进行灌溉(特别是稻谷),会使镉在人体内蓄积,引起"痛痛病"。此外,慢性镉中毒对人体生育能力也有所影响,它会严重损伤Y染色体,使出生的婴儿多为女性。

3. 工业废水污染怎么办

(1)首先要注意当地水源出现的异常情况,如出现大量死鱼,水生植物大量枯萎死亡等,提示水源可能存在问题;如果上游有大量工厂尤其

是冶炼企业时应考虑工业废水污染。

（2）水源出现异常状况要及时报告当地环保局和疾病控制部门，请相关部门采样分析。

（3）家人应全部立即停止饮用自来水及停止用自来水烹饪，当地生产的桶装饮用水也要停止使用，可用超市买来的瓶装外地生产的饮用水应急。

（4）若此时身体出现不适，应及时去医院做诊疗，即使无异常状态也应检查重金属等指标。

（5）等待相关部门进一步告示和采取措施，若证实水源良好则继续饮用，不然则等待救助，期间禁用自来水或当地生产的饮用水。

贴心话

重金属废水是指矿冶、机械制造、化工、电子、仪表等工业生产过程中排出的含重金属的废水。重金属（如含镉、镍、汞、锌等）废水是对环境污染最严重和对人类危害最大的工业废水之一。

除了镉中毒，工业废水还可能造成其他重金属中毒，另一种常见的重金属中毒为汞中毒，经常出现在职业中毒事件中。急性汞中毒患者在服后数分钟到数十分钟内即引起急性腐蚀性口腔炎和胃肠炎。患者会出现口腔和咽喉灼痛，并有恶心、呕吐、腹痛，继有腹泻等症状。慢性汞中毒可引起发热、化学性气管支气管炎和肺炎，出现呼吸衰竭，亦可发生急性肾功能衰竭。

第二篇
食品卫生与中毒——细菌性

近些年,各种各样的细菌性食物中毒事故无不让人担心,海产品、卤菜、豆制品、剩菜剩饭均可引起食物中毒,如何有效地预防此类事故的发生,如何切实保障我们青少年的食品安全已经成为重要的议题。加大防范力度,同时掌握一些基本技能以避让危害,对于我们青少年的健康成长有着重要的影响。本篇拟从常见的各类细菌性食物中毒入手,为大家介绍一些科学可行的食物中毒辨别、预防措施,同时也向学生传授一些预防细菌性食物中毒的基本生活技能,以求能跟细菌性食物中毒导致的腹泻说Bye-bye!

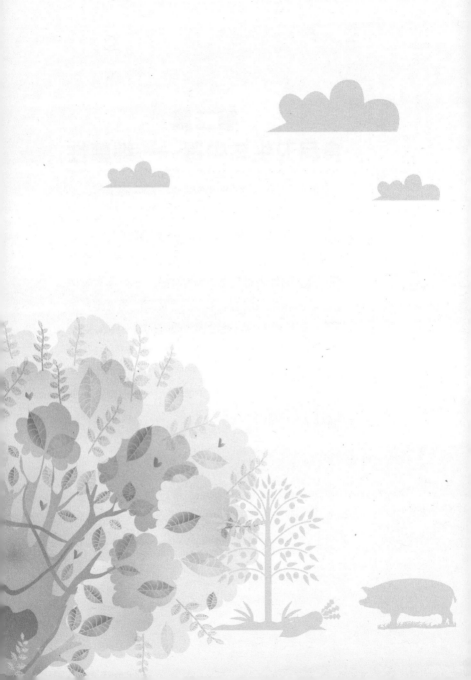

一、肉类防沙门菌食物中毒

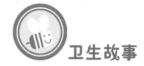

卫生故事

日本学生食物中毒了

据英国广播公司2012年2月15日报道,日本北海道9所学校950多名学生近日陆续出现恶心、发烧等症状,疑为食物中毒。北海道北部城市岩见泽市有13名学生入院接受治疗,另有48位教师和学校职员出现了一些病症。受影响的学校自14日开始关闭至周末。这些学生10日用完午饭,11日开始陆续出现不适,共有953名学生患病或感到不适,但无人病危。据了解,10日的午饭菜谱包括土豆味增汤、菘菜叶沙拉和碎肉烧萝卜。日本曾因食物中毒事件促生了一条法规,学校必须保留此前7天供应给学生的所有食物的样品。日本相关部门正在检测这些食物样品以判断"中毒"事件的起因。在5个接受治疗学生的粪便样本中检测出了沙门菌,因此,不得不怀疑这次食物中毒与沙门菌有关。

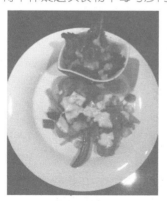

蔬菜沙拉

互动讨论

1.什么是沙门菌?

2.沙门菌食物中毒有哪些表现?

3.肉类食品几乎天天都会吃到,我们怎样避免沙门菌食物中毒呢?

4.如果自己或者亲朋好友被诊断为沙门菌食物中毒,该如何处理?

 我们的应对

在日常生活中我们经常会碰到沙门菌食物中毒,它是由被污染的食物、水以及用具等所致。沙门菌广泛存在于猪、牛、羊、犬、鸡、鸭和鼠类的消化道、内脏和肌肉中,非常容易污染肉类、乳类、蛋类及其制品,它们在食物内可以大量繁殖,并且不会引起食物的形状、气味等的改变。如果不小心吃了被沙门菌污染而没有煮透的食品如肉类、内脏及蛋类等就会引起中毒,喝了没有消毒的牛奶、羊奶等也可以导致中毒。沙门菌食物中毒后可以有很复杂的表现,其中最常见的就是胃肠炎型,即有恶心、呕吐、腹痛、腹泻等。我们青少年应了解沙门菌食物中毒是怎么发生的,知道一些基本的处理方法及生食、熟食餐具分开等预防措施,这样如果亲戚朋友中有人发生沙门菌食物中毒,才能够从容应对并且保护好自己。

 **各个击破**

1.充分认识沙门菌

容易引起食物中毒的沙门菌主要是猪霍乱沙门菌,其次是鼠伤寒沙门菌和肠炎沙门菌,它们都属于肠杆菌科沙门菌属。它们在自然界的生活力较强,20℃~30℃为其生长繁殖的最适宜温度,在普通水中可存活2~3周,在粪便中可存活1~2个月,在咸肉中也可存活很长时间。但是它不能耐受高温,60℃加热1小时或65℃加热15~20分钟就能将其杀死,若

100℃可立即杀死。沙门菌共有2000多种血清型,其中对人类致病的沙门菌属于第一亚属。

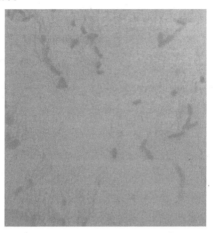

显微镜下的沙门菌

2.病从口入——传播途径

沙门菌主要通过被污染的食物、水及用具进行传播,健康的人吃了被污染的食物、水,或者用过被污染的用具后,就会生病。据统计在世界各国的细菌性食物中毒事件中,沙门菌引起的食物中毒常列榜首,我国内陆地区也以沙门菌为首位。生食或者半生食鸡蛋、海产品,甚至是瓜果(当然是被污染过的),都可能导致沙门菌食物中毒的发生。如果不注意饮食、饮水卫生及食品的加工管理,不强调保护水源,或者日常生活中不重视生、熟食用具分开等,就有可能使得被沙门菌感染的机会大大增加。

3.受害者——易感人群

由于食物被沙门菌污染后不会发生感官性状的变化,因此不易引起人们的警觉,而易致食物中毒。沙门菌食物中毒事件全年都可发生,每年5~11月为发病高峰。人们对沙门菌普遍易感,幼儿尤其是1岁以内婴幼儿,由于免疫功能尚未成熟,所以容易感染;老年人以及慢性疾病如系统性红斑狼疮、白血病、淋巴瘤、肝硬化等患者发病率高,感染后往往症状比较严重。沙门菌感染后免疫力不强,可以反复发生感染,甚至可以因为再次感染同一血清型的沙门菌而发病。

4.沙门菌食物中毒的表现

沙门菌感染后表现复杂多样、轻重不一,其中最常见的类型是胃肠炎型,也就是我们所说的食物中毒。通常在误食了被污染的食物后4~48小时之间突然发生胃肠炎症状,如果进食的细菌量比较大,也可以在2小时左右发病。潜伏期越短,病情越重。病人开始时恶心、呕吐、头痛,接着迅速出现腹痛和腹泻,大便每日数次至数十次不等,常常呈水样,量多,很少甚至没有粪质,可以有少量黏液,伴粪臭,偶尔会是黏液脓血便。常有发热、怕冷,体温一般38℃~40℃。食物中毒症状的轻重差异很大,轻的病人没有发热,只有轻度腹泻,呈稀烂粪便;重的病人可出现神经系统症状,伴有迅速脱水,由于脱水引起休克以及肾功能不全(表现为尿少或没有尿),并发循环衰竭,如抢救不及时可因呼吸衰竭而死亡,像上述这样严重的症状往往发生于早产儿和营养不良小儿。

沙门菌食物中毒的症状多在2~4天消失,偶尔可以长达2周之久。病死率很少超过1%,死亡病例几乎都是婴儿、老人和身体衰弱的人。

5.沙门菌食物中毒后该如何处理

沙门菌中毒的症状主要以急性胃肠炎为主,大多预后良好。当怀疑是某种食物所致时,一定要避免再次食用。出现症状者要及时就医。如果症状比较轻,比如没有发热或者仅为38.0℃以下的低热、没有腹痛或者腹痛轻微、大便次数少(1天仅数次)、没有脱水或者为轻中度脱水等,仅需口服补液(口服糖盐水),无需应用抗菌药物,但最好也在医师指导下进行,可以不用住院治疗。对于症状比较严重的,或者是老年人、婴幼儿以及体质比较虚弱者,或者原来有基础疾病者,需要住院治疗,并且应给予隔离,接受静脉补液、应用抗菌药物等治疗。

6.预防沙门菌食物中毒

勤洗手:自觉养成外出归来后洗手、餐前便后洗手的良好卫生习惯;洗手前最好用肥皂擦一擦,然后再用流水冲洗,注意把手指、手掌、手背的各个面都要洗干净。

食品低温保藏:低温可抑制细菌生长繁殖,最好在5℃以下保藏。

不喝生水:沙门菌在普通水中可存活2~3周,但其不耐高温,所以喝开水是预防沙门菌感染的有效措施之一。

注意烹调、食具卫生:高温烹调肉类等食物要煮熟、煮透;剩的饭菜食用前要充分加热;经常清洗并消毒加工使用过肉类的炊具、食具;生食与熟食要分开盛装及切割。

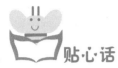

贴心话

引起沙门菌食物中毒的主要是动物性食品,除肉类及其制品外,还有蛋类、乳类及其制品。沙门菌不分解蛋白质,污染食物后不产生特殊气味,也无其他感官性状的变化,因此应特别注意。

沙门菌感染后的表现可以非常复杂,除了上述最常见的胃肠炎型外,还有类伤寒型、类霍乱型、类感冒型和败血症型。

二、卤菜等防止变形杆菌食物中毒

卫生故事

喜宴中的尴尬事

2004年8月7日,江西省宁都县发生了一起严重的食物中毒事件,当地各医院共接待来院检查、咨询、治疗者132人,住院观察97人,其中住院90人。根据调查结果,结合临床症状表现、流行病学特点和实验室分析,判定宁都县"8.7"食物中毒事件为变形杆菌引起的细菌性食物中毒,主要原因是当地富丽华大酒店加工工序不合理,食品储存和加工不当,宴席中拼盘、卤鸭翅(爪)等未经加热直接上桌食用,导致食品有交叉污染及二次污染。

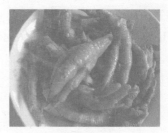

常见卤鸡脚

互动讨论

1.变形杆菌食物中毒有哪些表现?

2.怎样避免变形杆菌食物中毒?

3.如果自己或者亲戚朋友被诊断为变形杆菌食物中毒,该如何处理?

我们的应对

　　变形杆菌食物中毒是我国常见的食物中毒之一,它是指由于误食了变形杆菌污染的食物引起的食物中毒,中毒食品主要以动物性食品为主,尤其卤菜等熟食;其次为豆制品和凉拌菜。发病季节多为夏、秋季,主要表现为胃肠炎。起病大多比较急,有恶心、呕吐、腹痛以及腹泻等症状,腹泻表现为大便一天数次至数十次,为水样便,带黏液,无脓血。也有严重的患者发生脱水和休克等,但经过治疗大多预后良好。我们青少年朋友如果了解了变形杆菌食物中毒是怎么发生的,知道怎么去预防,就能在生活中保护好自己,并能帮助家人、同学以及亲戚朋友等。

各个击破

1. 充分认识变形杆菌

　　变形杆菌属于肠杆菌科,属腐败菌,为革兰氏阴性无芽孢杆菌,两端

圆,周身有鞭毛,运动活泼。它的最适生长温度为34℃~37℃,在低温4℃~7℃之间也可生长繁殖,但对热抵抗力不强,55℃加热持续1小时可杀死该菌。变形杆菌在自然界中分布较广泛,在污水、土壤、腐败食物和垃圾中均可生存,它也是人体或动物肠道的正常菌群,为条件致病菌,只有离开了正常寄居的肠道而进入人体其他部位时才引起感染。变形杆菌对外界环境适应力强,营养要求低,生长繁殖较迅速,在鱼、肉类和蟹类中污染率较高,在蔬菜中亦能大量繁殖。据调查,在炎热夏季,被污染的食物放置数小时即可产生足量的细菌以引起人类食物中毒。引起食物中毒的变形杆菌主要有普通变形杆菌、奇异变形杆菌。

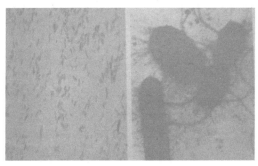

显微镜下的变形杆菌

2.变形杆菌食物中毒的表现

变形杆菌食物中毒在全年均可发生,大多数发生在5~10月,7~9月尤其多见。变形杆菌食物中毒主要是食入了大量活菌所致,其发病与否及症状的轻重与摄入的细菌数量、产生的毒素以及人体免疫力等因素有关,有胃肠型和过敏型两种表现。胃肠型症状通常发生在误食后3~20小时,起病急骤,有恶心、呕吐、头痛、无力,肚脐周围阵发性剧烈绞痛及腹泻等症状,腹泻表现为大便一天数次至数十次,为水样便,常带黏液、恶臭,无脓血。有1/3~1/2的病人在上述胃肠道症状之后出现发热、怕冷,体温约38℃左右,持续数小时后下降。一般1~2天可自行恢复。严重者可以发生脱水和休克。过敏型则表现为在误食后0.5~2小时出现全身皮肤潮红、酒醉貌、荨麻疹和头痛等过敏性症状。这两种类型食物中毒可同时发生于同一患者。

3.发生变形杆菌食物中毒后的处理

变形杆菌食物中毒后,对胃肠型可如前述的处理;对过敏型患者,则需要用些抗过敏药物。

4.预防变形杆菌食物中毒

除前述勤洗手、不喝生水及注意炊具、食具卫生外,还应禁食变质食物。因为变形杆菌属腐败菌,它可引起食物变质、腐败,因此,变质食物很可能已被变形杆菌污染,容易导致中毒。另外,日常生活中食物在食用前需充分加热,卤菜、凉拌菜等制作应严格做好卫生消毒工作。

贴心话

变形杆菌主要污染动物性食品,尤其是熟肉,如卤菜和熟的内脏制品。其次易污染凉拌菜、剩饭菜、水产品。

变形杆菌除了能引起食物中毒外,还可以引起身体各部位的感染,如烧伤后感染,抵抗力低时还可引起肺部感染、泌尿系统感染、败血症。

三、夏秋季节注意金黄色葡萄球菌引起的中毒

卫生故事

到处作恶的金黄色葡萄球菌

1997年,美国佛罗里达的一个聚会之后,125人中有31人被感染,症状持续了大约24小时。原因是:聚会所吃的8公斤火腿在烤好之后,用了一个没有充分洗干净的刀来切,切好的火腿片没有及时冷藏,导致了金黄色葡萄球菌大量增殖,从而产生了大量的毒素。

2000年6月底到7月中旬,日本有14555人被感染,感染源来自日本

当时最大的牛奶生产商雪印乳业。事故原因是生产过程中的卫生条件很差,最关键的两方面是:生产管道不合格,而且长达3周没有清洗消毒;退回的牛奶经过卫生条件不合格的人工操作再次返回到产品中重新销售。

2002年,澳大利亚有一次600人参加的公众活动。活动之后,许多人在现场吃饭,结果250人出现了恶心、呕吐、胃痉挛的症状,其中100多人因为脱水需要进医院治疗。那些饭菜是前一天准备的,第二天热了之后提供给就餐者。根据症状及食物,最可能的原因也是金黄色葡萄球菌感染。

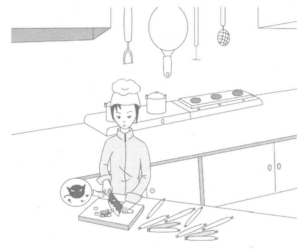

 互动讨论

1. 金黄色葡萄球菌食物中毒有哪些表现呢?

2. 金黄色葡萄球菌有何特点? 如何污染食物? 有办法避免其危害吗?

3. 如发生了金黄色葡萄球菌食物中毒该怎么办呢?

 我们的应对

金黄色葡萄球菌污染食物后,在食物上生长繁殖并产生毒素,当人们食用了这样的食物,就可能出现剧烈呕吐、腹痛、腹泻,严重的甚至出

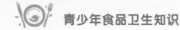

现脱水、虚脱。不过大多数都能在较短时间内症状消失，病情好转。金黄色葡萄球菌食物中毒是常见的食物中毒之一，我们了解它怎样致病，辨别发病的症状和了解预防、治疗措施，有助于保护自己和家人。

1.金黄色葡萄球菌个人档案

金黄色葡萄球菌是一种球状细菌，在显微镜下看，它们聚集成簇，像葡萄一样，因而得名。不管有没有氧气的存在，它们都可以生长。在良好的营养环境中，它们会长成黄色的"菌落"。这种细菌在自然界广泛存在，人和动物的身体是它们的优良居所。在健康人中，鼻子、喉和手是最适合它们生长的地方。此外，如果有伤口，伤口处也容易大量滋生。最适当的生长温度是30℃~37℃，在外界的抵抗力较强，在干燥环境中可生存几个月；对热也有一定抵抗力，70℃需持续加热1小时才能被杀死。不过，它们"作恶"并不是通过自身，而是由其分泌的毒素来完成。它们的毒性也比较强，1微克毒素就可以引发症状。如果食物中的金黄色葡萄球菌达到每毫升10万个，就能够产生这个水平的毒素。因为细菌本身很容易杀灭，而真正的罪魁祸首——毒素却能够经受酷热考验，在100℃需加热2小时才能破坏其肠毒素。

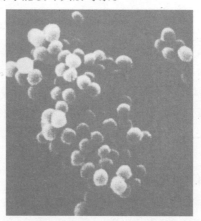

显微镜下的金黄色葡萄球菌

2.作案时间、对象、途径

夏秋季气温较高,细菌繁殖较快,所以特别容易发生。且无论男女老幼,均能发病。当金黄色葡萄球菌污染食物,如淀粉类(饭、粥、米面、糕点)、鱼、肉、乳制品等,会繁殖并产生大量肠毒素。污染的食物看起来和正常食物没有多大差别,气味也不会有很大改变。当人们进食这样的食物时,就容易发生食物中毒。

3.金黄色葡萄球菌食物中毒的表现

这种中毒是急性的,一般在2到5小时之内发作,最快的甚至半小时就出现症状。起病急,中毒表现主要有恶心、呕吐、中上腹部痉挛性疼痛,随后出现腹泻,以呕吐最严重。呕吐物里可以出现胆汁、黏液、血丝,腹泻物呈水样便或稀便,每日数次到数十次不等。重症可因剧烈吐泻引起脱水、肌肉痉挛和血压过低。体温大多正常或略高。绝大多数患者经数小时或1~2天内迅速恢复。大多数症状不会很严重,在两三天内会恢复健康。儿童对肠毒素比成人敏感,发病率较成人高,病情也较重。

4.金黄色葡萄球菌食物中毒了该怎么办

一般来说,金黄色葡萄球菌食物中毒预后较好。轻型患者不需要特殊治疗,能较快恢复。重者需送医院接受专业的洗胃、导泻治疗,以便除去未吸收的肠毒素及致病菌,同时方便对症治疗。如果感染严重、有高热者可选用抗生素治疗。

5.如何避免金黄色葡萄球菌食物中毒

从前面的案例不难看出,金黄色葡萄球菌的污染,不仅仅会发生在工业食品中,自己制备食品同样有感染风险。很可能只是因为感染症状并不严重,难以引起关注,感染的人一般也不会去查明原因。因此,我们自备食物时要注意以下几点:(1)制备食物之前用肥皂和水充分洗手,尤其是指甲内;(2)鼻子或者眼睛感染时不要去制备食物;(3)手或者手腕有伤口时不要制备食物,也不要给其他人端送食物;(4)保持厨房与就餐区域的清洁卫生;(5)如果食物要保存2小时以上,要么在60℃以上保温,要么在4℃以下冷藏;(6)做好的食物装在宽而浅的容器中尽快冷藏;(7)剩菜剩饭一定要及时低温冷藏或放在通风阴凉处,尽量缩短存放时间,充分加热后才能吃;(8)有化脓性乳腺炎奶牛的乳,不能饮用或制成其他乳制品。

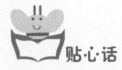

贴心话

金黄色葡萄球菌可污染的食物很多,包括奶、肉、蛋、鱼及其制品,还有剩饭、油煎蛋、糯米糕、凉粉等。

预防细菌性食物中毒最好的办法是从源头上控制细菌污染,以上的预防措施提供了很好的避免金黄色葡萄球菌污染食物的建议。由于金黄色葡萄球菌较容易通过加热杀灭,然而,它们产生的肠毒素却比较耐热。因此,在日常生活中,加热之后食用仍可能发生食物中毒。所以最好的预防办法就是要做好卫生工作。

四、食用海产品时的副溶血性弧菌食物中毒

卫生故事

甲鱼蟹未煮熟致人中毒

2010年10月24日凌晨,四川省崇州市崇阳镇发生一起食物中毒事件,先后有396人到医院就诊。成都市卫生部门根据流行病学调查和临床表现,结合实验室检查结果,确认该事件为一起副溶血性弧菌食物中毒事件,中毒餐次为10月22日晚餐和10月23日午餐,红烧甲鱼和琴鹤香辣蟹为中毒食品,原因是相关食品未彻底加热煮熟煮透。经治疗,病人均痊愈出院。

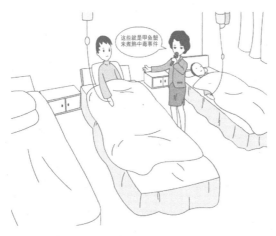

互动讨论

1.副溶血性弧菌食物中毒有哪些表现呢?

2.副溶血性弧菌是如何导致人们发病的?

3.副溶血性弧菌有何特点? 主要存在于哪些食物上? 有办法避免中毒吗?

4.如果自己或者亲朋好友发生了副溶血性弧菌食物中毒该怎么办?

我们的应对

副溶血性弧菌是一种海洋细菌,主要污染海产品,如墨鱼、带鱼、海虾、海蟹、海蜇等,其中墨鱼的污染率可高达93%,人们食入这些被污染的海产品易引起副溶血性弧菌食物中毒。另外,含盐分较高的腌制食品,如咸菜、腌肉等,也可以有副溶血性弧菌生长。中毒后会出现腹痛、呕吐、腹泻及水样便,重症型常出现脱水、休克症状。病程为3~5天,一般人都能恢复健康,但个别老弱者可能会有生命危险甚至死亡。我们青少年、儿童喜欢吃海产品,应了解副溶血性弧菌食物中毒是怎么回事及常规的预防、护理措施,从而保护自己和亲友。

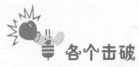

各个击破

1.副溶血弧菌个人档案

副溶血性弧菌生存在浅海水中,附着于海底沉积物、鱼和贝类体表面生长繁殖,只有在海水温度达到19℃以上时,其数量才能达到被检测的水平。特别喜欢有盐的环境,在含盐3%~5%的培养物里生长最好,所以又叫嗜盐弧菌。最适宜生长繁殖的温度是30℃~37℃,对外界环境的抵抗力较小。在淡水中生存期短,室温下自来水中1天内就会死亡;河水、塘水、井水中,不超过3天就死亡;无盐条件下不生长。但在海水中47天后仍能存活。不耐热,55℃加热10分钟或90℃加热1分钟就可被杀灭。对酸敏感,在普通食醋中5分钟即死亡。

2.作案时间、地点及对象

食入一定数量的副溶血性弧菌就会发生食物中毒。在生活中,卫生意识差、食物生熟不分开或加热不充分,致副溶血性弧菌污染的海产品引起的群体性食物中毒事件时有发生。多发生在5~11月,高峰期在7~9月。全世界都有发生,而我国和日本较为多见。气温会影响海产品及被污染食物的细菌繁殖,所以在气温较高的沿海及海岛地区发病率较高。各年龄都可发病,青壮年较为常见。

3.副溶血性弧菌食物中毒的表现

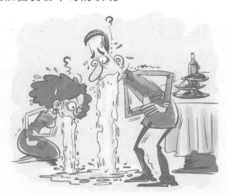

副溶血弧菌引起的腹痛呕吐

从进食被副溶血性弧菌污染的食物到发生中毒症状会经历一段时期,称为潜伏期,一般有6~40小时,最短1~3小时,最长96小时。起病急,以畏寒、发热、腹部不适(尤其上腹部疼痛或胃痉挛性疼痛)开始,随之出现(5~6小时后)腹痛加剧,以上腹部肚脐周阵发性绞痛为特点,并伴有恶心、呕吐和腹泻。大便每天数次至20余次不等,大便以黄色水样便较多,少数为血水样便,极少数呈现脓血便或黏液便,但很少有里急后重感(腹痛窘迫,时时欲便,肛门重坠,便出不爽称为"里急后重"。病人可以自诉下坠感,想便时蹲后又无便感或排得很少)。严重腹泻可导致脱水、血压下降,伴声音嘶哑和肌肉痉挛,甚至出现神志意识障碍。儿童患者多以高热起病,体温多在38℃~40℃,中毒症状显著,肠道症状较成人轻,病程3~5天,恢复较快。除个别老弱患者可引起死亡外,一般预后良好。

4.副溶血性弧菌食物中毒后的出理

副溶血性弧菌食物中毒的病人在发病初期排菌量大,可具有传染性,由于该病主要通过食物传播,应注意用具隔离,但带菌时间短,仅3~5天。一旦发病,应接受治疗。饮食应清淡,根据病情适量补充液体并对症治疗。对病情较重而伴有高热或黏液血便,可选用抗菌药物治疗。

5.预防才是上策

副溶血弧菌食物中毒是完全可以预防的。我们在享受海鲜的同时,也要谨防副溶血性弧菌来偷袭我们。在生活中可以通过以下的措施来预防副溶血性弧菌引发的食物中毒:

(1)不生食海鲜,若自己加工烹调海产品,一定要烧熟煮透。

(2)购买海鲜时注意是否新鲜、干净,应在可靠的店铺购买。尽量选购活的,买新鲜鲍鱼、蛏子或象拔蚌等,可用手碰一碰,会收缩即可确定它是活的。有甲壳的海鲜,在烹调之前要用清水浸泡并将其外壳刷洗干净。

(3)在餐厅吃海鲜要注意是否彻底加热、蒸熟煮透,如有异味或发现半生不熟,切忌食用。

(4)吃海鲜时佐以食醋、姜末和生蒜有助于杀死细菌。

贴·心·话

中央电视台《生活早参考》曾播出的一期与副溶血性弧菌食物中毒相关的节目。有一家人在吃过晚饭后都出现了不同程度的食物中毒症状，先后住进医院救治。医生将患者的呕吐物进行化验，发现导致这家人食物中毒的元凶是副溶血性弧菌。而污染源竟是一块不起眼的抹布，原因是这家女主人用厨房的抹布擦拭切过生肉、生鱼的菜刀和菜板后，又用相同的抹布到处擦导致了食物污染。这给我们启示：防止食物中毒除了需要把好食物生熟关外，还需要注意把好厨房卫生关，从多方面保证饮食卫生。

五、发酵豆制品也可能中毒

卫生故事

自制臭豆腐吃倒一家三口

2009年12月10日晚上，徐女士带着儿子前往母亲家，三人一同吃了一些母亲自制的臭豆腐，徐女士吃得多一些。12月11日下午，徐女士感到眼睛模糊，以为自己感冒了，就在家里睡觉休息，而第二天前往工作单位上班时，徐女士发现身体不适症状加重，像喝醉了一样站不稳，就前往乌鲁木齐克拉玛依市中医院急诊科检查，被医生告知是食用臭豆腐引起的肉毒中毒。身体不适的母亲与儿子也被诊断为肉毒中毒，徐女士因吃得多而症状较严重。于12日下午，徐女士一家三口人就住进了军区总医院。

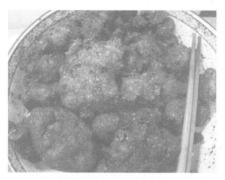

家庭自制的臭豆腐

互动讨论

1.肉毒中毒有哪些表现?

2.肉毒梭菌是如何导致人们发病的?

3.肉毒梭菌有何特点,如何污染食物,应该怎么避免中毒?

4.如果发现自己或亲朋好友肉毒中毒了该怎么办?

我们的应对

肉毒梭菌在一定条件下繁殖并产生肉毒梭菌毒素,当人们进食被肉毒毒素污染的食物后,就可能发生食物中毒。轻者仅轻微不适,无需治疗,重者可于24小时内死亡。起病急骤,以中枢神经系统症状为主,早期有恶心、呕吐等症状,继之出现头昏、头痛、全身乏力、视力模糊、复视。我们青少年、儿童了解了肉毒中毒是怎么发生的,就能及早发现并预防肉毒中毒,从而保护好自己和亲友。

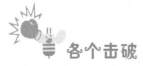

各个击破

1.肉毒梭菌个人档案

1897年,肉毒梭菌在比利时的一次食物中毒事件中由 Van Ermengen分离出来。肉毒梭菌是以芽孢的形式广泛存在于自然界中,其生长繁殖最适宜温度为25℃~37℃,当低于15℃或高于55℃时,肉毒梭菌芽孢不能繁殖,也失去产毒能力。芽孢的生命力极其顽强,煮沸6小时仍具有活性,高压灭菌120℃需30分钟才能被杀灭,干热180℃需5~15分钟才能被杀灭,对常用消毒剂不敏感。食物中毒的肉毒梭菌主要来源于土壤、尘埃及粪便,尤其带菌土壤可污染各类食品原料。

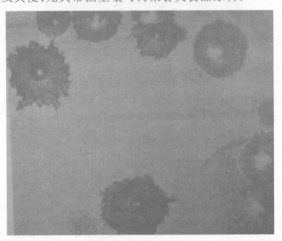

显微镜下的肉毒梭菌

在缺氧环境下,肉毒梭菌能大量繁殖,同时分泌一种毒素,叫肉毒梭菌毒素,即肉毒毒素,在20℃~25℃最适宜其产毒。该毒素对胃酸有抵抗力,但对热较敏感,80℃30分钟或100℃10分钟可破坏,pH>7时亦可迅速分解,暴露于阳光下迅速失去活力。食盐虽能抑制肉毒梭菌芽孢的形成和产毒,但对已有的毒素没有作用。在干燥、密封、阴暗常温条件下,毒素可保存多年。故被肉毒梭菌污染的罐头食品中的毒素,可在相当长的时间内保持其毒性。

2.肉毒中毒的表现

肉毒梭菌食物中毒一年四季均可发生,主要发生在冬、春季节。男女老幼只要食入含有肉毒梭菌和被其毒素污染的食物均可发病。潜伏期为数小时至数天,一般为12~48小时,长者有8~10天,潜伏期越短,病死率越高。

不同的病人表现轻重不一,轻者仅轻微不适,无需治疗,重者可于24小时内死亡。肉毒毒素是一种神经毒,起病急骤,以中枢运动神经麻痹的症状为主,胃肠道症状少见。正常情况下,中枢神经系统传出的信号并不能直接令肌肉运动,而是在神经末梢与肌肉的连接处,通过释放乙酰胆碱将神经信号转化为化学信号,进而刺激肌肉运动。而肉毒毒素的作用如同一条拦河坝,抑制了乙酰胆碱的释放,进而阻断了神经信号的传导。如此,就解除了神经系统对肌肉的控制权。早期有头昏、头痛、无力、走路不稳等症状,继之出现全身不适、视物模糊、复视、眼睑下垂、瞳孔散大等神经麻痹症状。有些患者可出现咀嚼困难、吞咽困难、语言困难、呼吸困难等脑神经损害症状。四肢瘫痪也可发生。肉毒中毒一旦出现症状,病情进展迅速,变化明显,重症可有呼吸衰竭、循环衰竭,或继发肺部感染,若抢救不及时可于2~3天死亡,病死率为30%~70%。经过治疗后大多于4~10天恢复,长者达1个月以上。一般呼吸、吞咽及语言障碍先行缓解,随后瘫痪肢体的肌肉渐复原,视觉恢复较慢,有时需数月之久,一般无后遗症。

3.发生肉毒中毒后的处理

肉毒中毒是因为食入含有肉毒毒素的食物,所以首先应将胃肠道里的毒素清除,尽快送至医院接受救治:由于肉毒毒素在碱性液中易破坏,在氧化剂作用下毒性减弱,故可用5%碳酸氢钠或1:4000高锰酸钾溶液洗胃,清除摄入的毒素;没有肠麻痹者,可应用导泻剂和灌肠法排除肠内未吸收的毒素。其次,应予加强护理,补充液体及营养,并对症治疗。另外,精制肉毒抗毒血清可中和体液中的毒素,应早期、足量使用。

4.预防措施

改变饮食习惯,少吃或不吃罐头食品、火腿、腌制食品等,对腌鱼、咸肉、腊肠等,蒸透、煮透、炒透后才能进食。不吃变质食品。罐头食品顶部若有膨出现象,则不能买不能吃。在食品烹调加工前应彻底清洗,以去除泥土和粪便。家庭自制发酵食品时应蒸煮原料,一般加热至100℃后持续10~20分钟。另外,同食者若发生食物中毒,未发病者可考虑给予多价肉毒抗毒血清作预防。

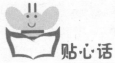

贴心话

世界各地引起肉毒梭菌食物中毒的食品种类因地区和饮食习惯不同而异。国内以家庭自制的植物性发酵食品多见,如臭豆腐、豆瓣酱、豆豉、面酱,其次是罐头食品、腊肉、酱菜与凉拌菜。欧洲各国以火腿、腊肠及其他肉类制品多见。美国则主要见于家庭自制的蔬菜和水果罐头、水产品、肉及乳制品。

肉毒毒素是一种神经毒,其毒性远远超过砒霜。在第二次世界大战期间,肉毒毒素被用作生化武器,日军731部队多次在中国境内投掷鼠疫、伤寒、炭疽等多种毒菌,其中也有肉毒梭菌,使无数平民死于非命。美国食品药品管理局在网站上公布的资料显示,目前恐怖分子最爱使用的生物毒剂,其中就有肉毒毒素。

然而,令人意想不到的是,肉毒毒素竟能抚平岁月之痕。1986年,加拿大一位眼科教授琼卡拉瑟斯意外发现,肉毒毒素能让患者眼部的皱纹消失,其原理是:肉毒毒素能阻断神经与肌肉的信息传导,使过度收缩的肌肉放松舒展,皱纹便随之消失。现在,在整容医院里,只要将一定剂量的肉毒毒素注射进前额或眉间,便可除去鱼尾纹、额头纹等,令人顷刻之间容光焕发。

第三篇
食品卫生与中毒——非细菌性

　　近年来我国加大了在食品安全方面的监管力度和资金投入，但是食品安全工作和餐饮卫生形势依然严峻。一方面，一些不法商贩为了利益往往会压低成本采购原材料，长期食用某些不合卫生标准的低成本食物会对青少年的身体造成伤害和慢性中毒。另一方面，有些食物天然就具有有毒成分，我们青少年朋友要掌握识别方法及一些处理技巧。那么究竟哪些食物不能食用呢？青少年朋友们，大家要加强对食物中毒知识的学习，正确选购、加工及食用，远离中毒！

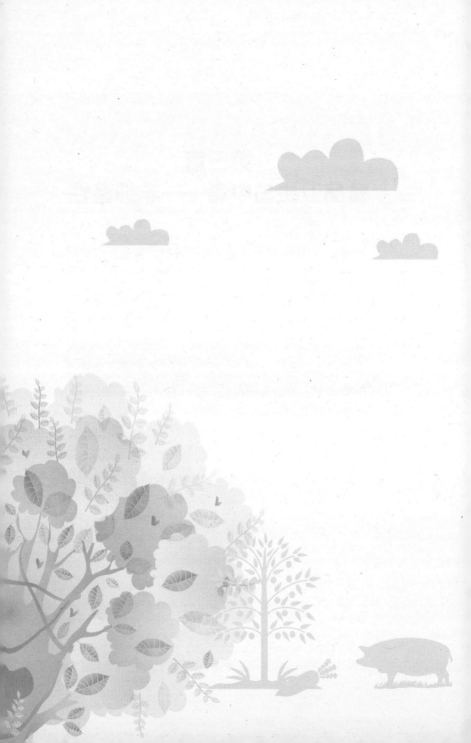

一、警惕无鳞鱼

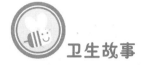

卫生故事

小王的科学探秘

小王是名初中生,不幸的是,小王的爷爷是一名肿瘤患者,已经病了好几年了。为了爷爷的病,家里都付出了很多,尤其是在饮食上。爷爷爱吃鱼,而民间认为,无鳞鱼属于发物,生病的人吃了会加重现有疾病或诱发原有疾病。为了爷爷吃得健康,小王的爸爸就要求家里人都不再吃鲇鱼、带鱼等无鳞鱼。小王觉得这个理论未必科学,于是小王决定去探个究竟。

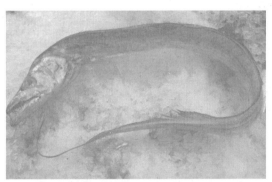

超市鲜带鱼

互动讨论

1.什么是无鳞鱼?

2.为什么说要警惕无鳞鱼?

3.哪些鱼属于无鳞鱼?

我们的应对

很多人以为海鱼中的昌鱼和带鱼是无鳞鱼,实际上它们都是有鳞鱼,只是鱼鳞细小,不易被发现而已。我们知道鱼鳞中含有较多的卵磷脂,在一定程度上有增强记忆力和控制脑细胞退化和抗衰老的作用。鱼鳞还含有丰富的蛋白质、脂肪和多种微量元素,且钙、硫含量很高。在杀鱼时将鱼鳞刮下后别弃之不用,可以熬成胶状,给老人或女性服用,经常食用,对健康大有裨益。无鳞鱼味道鲜美,但有些无鳞鱼尤其是河豚,其内脏含的河豚毒是一种神经毒,一旦食入,发病急,病情凶险,若救治不及时死亡率高。因此,我们青少年朋友需了解哪些无鳞鱼有毒及其危害,在购买时注意选择,正确加工烹调,做到健康享受美味。

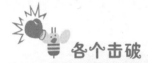 **各个击破**

1.无鳞鱼的成员们

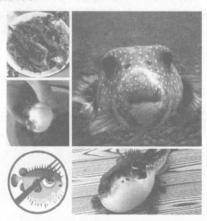

河豚

无鳞鱼,顾名思义,就是天生没有鱼鳞的鱼。一般来说,无鳞鱼大部分生活在超过500米以上的深海里,主要为鳗鲡目的鱼种,比如海鳗和海鳝等;在淡水鱼中,黄鳝、鲶鱼、河鳝等属于无鳞鱼。但是并非所有的无鳞鱼都有毒,生活中碰到最多的需警惕的无鳞鱼主要指河豚。河豚是一种味道鲜美但含有剧毒物质的鱼类,是一种无鳞鱼,在海水、淡水中都能生活。

2.中毒原因

河豚所含的有毒成分为河豚毒,对热稳定,煮沸、盐腌、日晒均不能被破坏。主要存在于卵巢中,其次肝脏中也存有较多的毒素。一般的新鲜洗净鱼肉不含有毒素,但如果鱼死后较久,毒素可从内脏渗入肌肉中。有的河豚品种,鱼肉也含毒素。河豚毒主要作用于神经系统,阻碍神经传导,可使神经末梢和中枢神经发生麻痹,使血压急剧下降,最后出现呼吸中枢和循环运动中枢麻痹。

3.中毒表现及急救治疗

河豚中毒特点是发病急速而剧烈,潜伏期短,因为河豚毒素极易从胃肠道吸收,一般在食后10分钟到3小时即发病,病情发展迅速,严重者在10~30分钟内死亡。起初感觉全身不适,出现恶心、呕吐、腹痛等胃肠道症状,随后感觉消失而麻痹,四肢肌肉麻痹,逐渐失去运动能力,身体摇摆失去平衡,最后全身呈瘫痪状态,可有语言不清、瞳孔散大、血压和体温下降等症状。一般预后不良,死亡率高。一旦发生河豚中毒必须迅速进行抢救,以催吐、洗胃与导泻为主,配合对症治疗。目前尚无特效解毒药。

4.预防措施

由于河豚毒素耐热,一般120℃需60分钟才可破坏,一般家庭烹调方法难以将毒素去除。因此最有效的预防中毒的方法就是将河豚集中处理,禁止出售。加工腌干制品时,必须严格按操作规程操作,剖腹去内脏、去头,必须反复冲洗,完全去除血污,不新鲜的鱼不得加工。出售干制品时,必须经过检测证明无毒后方可出售。同时,还要大力开展宣传教育,让人们了解河豚有毒并能识别其形状,以防误食中毒。

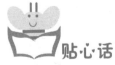

贴心话

1.无鳞鱼和有鳞鱼的区别

所谓的无鳞鱼和有鳞鱼,只是鱼种不同而已,两者在营养价值上并没有很大差别,但是,无鳞鱼和有鳞鱼相比,更偏温性、易产热,因此热性体质，比如平时容易上火、口干、长疮、大便干燥的人应该少吃，否则会加重这些症状。

2.老年人要少吃无鳞鱼

鱼肉以其丰富的营养价值、鲜嫩细腻的口感，深受大家所喜爱，成为饭桌上的常备菜。不过，家里如果有患有冠心病、动脉硬化、高血压、高脂血症等慢性病的老人，应少挑选含胆固醇高的无鳞鱼类。

而许多老人都患有冠心病、动脉硬化、高血压或高脂血症等慢性病，这些疾病都与摄入过多的脂肪及胆固醇有关，饮食上需加以注意。通常，每100g食物中含胆固醇200mg以上者，医学上称为"高胆固醇食物"。在每100g食物中，猪肉含胆固醇约69mg，羊肉约60mg，鸡肉约80mg，而银鱼却高达361mg，河鳗约177mg，泥鳅约136mg，黄鳝约126mg，鳕鱼约114mg。所以，像银鱼、河鳗、泥鳅、黄鳝、鳕鱼等胆固醇含量较高的无鳞鱼类，老年人应尽量少吃，每天胆固醇的摄入量应控制在300mg以下。鱼子的胆固醇含量比各种鱼肉都高，大约每100克中含大于400mg胆固醇，老年人最好不吃。

二、警惕青皮红肉鱼

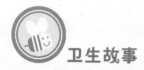 卫生故事

吃红烧鱼后心慌胸闷

小芳是一名住校的15岁初中生。今天，小芳也跟平时一样，下课后跟班里的其他同学一起去食堂吃饭。今天的菜可真丰富啊，特别是那盘红烧鲅鱼，烧得可真好吃，都能赶上妈妈的厨艺了。小芳吃得最多了，特别是那盘鱼，都给吃了个精光。可是，到了下午上课时，小芳就觉得不对劲了，怎么一直恶心想吐，脸也红红的，到后来一直觉得心慌胸闷。班里

的其他同学好像也都不舒服,有的还一直在那里吐,老师赶紧把他们送到了医院……医生判断同学们患的是组胺中毒。经过询问得知,他们都在中午食用了食堂的红烧鲅鱼。对症治疗之后,小芳以及她的同学们的症状很快得到了控制。医生由此判断,同学们可能是食用了不新鲜的鲅鱼而导致食物中毒,平时应该警惕这种青皮红肉鱼。

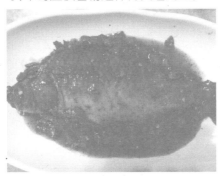

美味烧鱼

互动讨论

1.哪些鱼属于青皮红肉鱼?

2.为什么青皮红肉鱼会引起中毒?

3.想吃青皮红肉鱼怎么办?

我们的应对

青皮红肉鱼有一个共同特点,那就是肉质非常鲜美,因此是人们餐桌上难舍的美味,而由此引发的食物中毒事件也时有发生。比如,2002年4月,沈阳发生鲐鱼食物中毒事件,53人入院,9人病重;2006年5月,衡水孙庄等几个村的20多名村民因食用盒装"三无"咸鲅鱼后导致食物中毒。青皮红肉鱼引起中毒的物质是组胺。当鱼不新鲜或腐败时,鱼体中的游离组氨酸在脱羧酶作用下产生组胺,当组胺积蓄到一定量时,人食便可引起中毒。也有专家认为,由于鱼体本身的自溶作用不断加深使其变质,从而产生大量的腐败胺,分解后形成组胺,特别是大洋洄游性鱼类(如鲐鱼),体内酶的活性更强,为适应旺盛的新陈代谢需要,组胺含量也就更多。组胺中毒的特点是发病很快,主要症状有脸红、头晕、头痛、心慌、脉搏加速、胸闷和呼吸困难等,一旦出现以上症状,我们要做的就是赶紧去医院。当然,我们应选购新鲜冷藏鱼、注意加工烹调,可以避免中毒事件的发生。

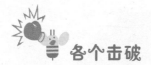

各个击破

1.青皮红肉鱼的成员们

青皮红肉鱼类家族庞大,如金枪鱼、秋刀鱼、竹荚鱼、沙丁鱼、青鳞鱼、金线鱼、鲐鱼、鲅鱼等。它们的共同特点:都是海鱼,身体呈梭形或纺锤形,头尖口大,背部青黑或青蓝色,腹部白色或淡黄色,鱼肉呈红色。

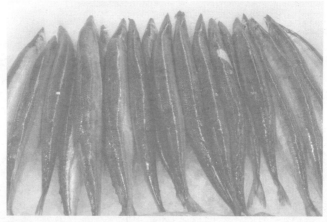

秋刀鱼

2.中毒原因

青皮红肉鱼肌肉中富含血红蛋白,因此组胺酸含量较高,故容易引起组胺中毒。当鱼不新鲜时,受到富含组氨酸脱羧酶的细菌如大肠杆菌、葡萄球菌、链球菌等的污染,使组氨酸转变成组胺,大量的组胺会引起毛细血管扩张和支气管收缩,导致一系列的不适症状,引起过敏性中毒。一般认为鱼体中组胺含量超过200mg/100g就可引起中毒。

3.中毒表现

发病急、症状轻、恢复快。潜伏期一般在1小时内，最短的只有5分钟，最长的也不过4小时。主要表现为恶心、面部、胸部及全身皮肤发红、刺痛、烧灼感、头晕、头痛、心跳加快、脉搏快、眼睛发红且看不清东西、嘴唇发肿、胸闷和呼吸促迫、血压下降，有的身上起红疙瘩(俗称荨麻疹)，个别人还会出现哮喘。一般多在1~2天恢复健康。

4.预防措施

首先选购冷藏新鲜鱼。青皮红肉鱼应选择新鲜的，在运输、储存和销售过程中都保持冷藏或冷冻，如果非冷藏或冷冻的，市民不要购买；同时，购买后也要及时冷藏，避免在常温下存放时间过长引起微生物大量繁殖而产生大量的组胺致食物中毒。不新鲜的鱼存在以下特点，选购时注意辨认：鱼眼发红发亮、颜色发暗、肉无弹性；鱼的腹部不完整，有破处或露刺情况；用手摸感觉鱼肉不够硬实，缺乏弹性。其次把好烹调关。为保持鱼肉的新鲜度，选购后应及时烹调。烹调前应去内脏、洗净、切段后用水浸泡2~3小时；然后红烧或清蒸、酥闷，不宜油煎或油炸。烹调时放醋，可以使组胺含量下降。另外，有过敏性疾病的人，最好不要吃青皮红肉鱼。

贴心话

鲜鱼保存方法知多少

人们爱吃活鱼，买来的活鱼若不马上吃，最好把鱼放在容积较大的水桶或水缸里，再放入清水。注意不断更换新水，桶里的水也不能太满，防止鱼跃出。也可以在活鱼的嘴里滴上几滴白酒，放到阴凉黑暗的地方，桶上面盖一个可以通气的罩子，这种办法可以令鱼活好几天呢！

假如买来的是死鱼，暂时不想食用，则把鱼的内脏除掉，清洗干净后，用塑料袋包好放进冰箱的冷冻格里。用这种办法，一段时间后依然可以让鱼保持新鲜。

三、不认识的鲜蘑菇不要动邪念

卫生故事

鲜蘑菇致郭峰病危

一天下午,郭峰所在的工厂老板组织员工去凤凰山游玩。下山时,他们看到雨后的山腰处冒出了好多漂亮的白蘑菇,撑着细长的杆,顶部像一把小圆伞,带有一些褐色的麻点,闻起来也很香。郭峰便摘了一些蘑菇,带回家里煲肉汤。当晚,连同郭峰夫妇在内共有5人分吃了这些蘑菇和肉汤,随即均出现了不同程度的呕吐、腹痛、腹泻等症状,并被送往当地医院治疗。郭峰等3名重症者被转至宝安人民医院抢救,并被下达了病危通知书。

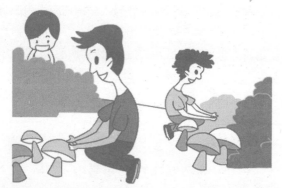

互动讨论

1.吃了毒蘑菇会有哪些不舒服?

2.毒蘑菇毒在哪里?

3.我们怎么才能知道哪些蘑菇有毒呢?

我们的应对

蘑菇属于真菌植物,自古以来就是一种非常珍贵的食品。我们经常吃的蘑菇是经长期人工养殖所得。常见的蘑菇有香菇、木耳、金耳、银耳、草菇、金针菇、猴头菌、竹荪、茶树菇等。蘑菇是天然食品或多功能食品。但采食野生蘑菇需谨慎,误食毒蘑菇引起食物中毒的事件常有发生,发现不及时很容易造成死亡。因此,我们需要了解一些蘑菇有毒、无毒的辨别方法,如眼看、鼻嗅及一些简单的化学方法。

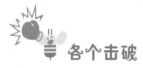

1.误食毒蘑菇很难受

误食毒蘑菇会发生食物中毒。中毒后的反应会因误食的蘑菇品种不同而不同。有的在吃后 0.5~6 小时会出现恶心、呕吐、腹痛、腹泻、水样便等胃肠型中毒,一般 2~3 天可恢复。有的在吃后 0.5~4 小时除有胃肠道反应外,还可能出现神经精神症状,如流口水、流泪、大量出汗、瞳孔缩小、脉搏减慢,严重的有胡言乱语、精神错乱、幻视、幻听、狂笑、喝醉酒样的乱冲乱撞、意识障碍、血压升高等,表现为神经精神型,经 1~2 天的及时治疗可缓解。另有一部分人的皮肤、眼白会发黄,脸上的肌肉会一直哆嗦,同时可以感到手指、脚趾明显疼痛,牙龈、指甲出血,嘴唇肿得像香肠嘴,以及尿少、无尿的肾脏损害表现,或烦躁不安、表情淡漠、惊厥、昏迷等脑损害表现,这些我们称为溶血型与脏器损害型,是相当严重的中毒表现,若抢救不及时,很快就会因为肝、肾、心、脑等重要脏器功能受损或衰竭而死亡。

2.到底是蘑菇里面的什么物质让我们中毒了

毒蘑菇引起人们中毒是因为它们里面含有毒素,常见的毒素有以下几种。(1)毒肽、毒伞肽,这种毒素为剧毒,对我们的肾脏、肝脏、心、脑会产生强烈的损害,即引起脏器损害型中毒,这些毒素可引起体内大部分器官的细胞变化。含此毒素的新鲜蘑菇50g就可引起成人死亡,几乎没有例外。若中毒后抢救不及时,死亡率极高,达50%~60%。此类毒素发作时间一般6小时左右,长者可达15~16小时,甚至一两天。(2)鹿花毒素,该毒素可破坏红细胞,红细胞破坏多了也会损伤人的肾脏、肝脾脏,引起溶血型中毒,也可引起死亡。这时候有些人会感觉到腰痛,解小便可发现颜色加深,变成酱油色,此类毒素多在食用后6~12小时出现症状。(3)毒蝇碱、光盖伞素等,可引起中毒的人出汗、瞳孔改变、幻觉、胡言乱语等精神症状,即神经精神型中毒,死亡率低。此类毒素一般在食后10分钟~6小时内发病(多在30分钟内发病)。(4)类树脂物质、苯酚、类甲酚、蘑菇酸等,可引起胃肠型中毒,死亡率低。此类毒素一般多在食后10分钟~6小时发病。

3.误食毒蘑菇了该怎么办

如果在大家一起吃过新鲜的或者干的蘑菇后,全部或者部分人出现了恶心、呕吐等不适症状,我们就要考虑可能发生了蘑菇中毒。这时候,首先要做的是催吐,催吐的方法可以先让中毒者喝200~300mL温盐水,然后用手指或者其他不尖锐的物体(长柄的汤匙、包了布条的筷子等等)伸到中毒者的嘴巴里,刺激他的喉咙,促使中毒者将吃下去的都吐出来,同时将中毒的人赶紧送往医院。

4. 如何辨认毒蘑菇

(1)我们可以在煮蘑菇的时候,在锅内放进几粒白米饭。如果白米饭变黑,说明那就是毒蘑菇,不可食用。当然,如果米饭没有变黑,那也不一定不是毒蘑菇,吃了也可能中毒。(2)看生长地方:可食用的无毒蘑菇多生长在清洁的草地或松树、栎树上,有毒蘑菇往往生长在阴暗、潮湿的肮脏地方。(3)看形状:毒蘑菇看上去脏脏的,东一块西一块,有时候还有恶心的黏液在上面。(4)观颜色:毒蘑菇多呈金黄、粉红、白、黑、绿色,无毒蘑菇多为咖啡、淡紫或灰红色。(5)闻气味:毒蘑菇有土豆或萝卜味,无毒蘑菇为杏仁或水果味。(6)看分泌物(就是菌杆或菌面断裂后渗出的液体):将采摘的新鲜野蘑菇撕断菌杆,无毒蘑菇的分泌物清亮如水,个别为白色,菌面撕断不变色;有毒蘑菇的分泌物稠浓,呈红褐色,撕断后在空气中易变色。(7)化学鉴别法:取采集或买回的可疑蘑菇,将其榨汁,用纸片在蘑菇汁中浸湿后,再在纸片上面滴一滴白醋,若纸变成红色或蓝色的则有毒。

贴·心·话

　　我们日常吃的新鲜蘑菇大多都是经过长期人工培育的。在人们长期的培育过程中,筛选出了安全且营养丰富的蘑菇,这些都是经过长期食用后验证为安全的。自然界的蘑菇种类异常繁多,没有任何人可以保证一种他没见过的蘑菇是安全的,即便是一些经常采食新鲜蘑菇的老手,也常有失手的时候。当遇到不认识的新鲜蘑菇时可不要有邪念,这也是预防蘑菇中毒最根本的办法。

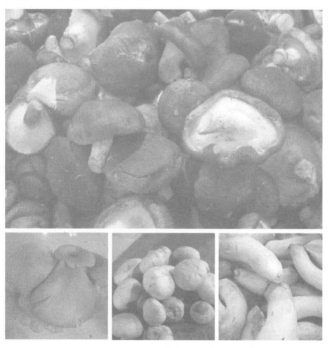

常吃的香菇、平菇、蘑菇、杏鲍菇

四、杏好吃可别连杏仁一起吃

卫生故事

年轻人赌吃杏仁致昏厥

某日,武警广东总队医院急诊科救治了两名年轻的吃杏者,他们在吃杏之后出现眩晕、胸闷、心悸、气促、四肢麻木、乏力的症状,其中一人甚至出现了晕厥。事后询问两人才知道,原来他们在吃杏的时候,无意中一人尝到杏仁是苦的,觉得刺激,就互相打赌看谁吃的杏仁多。于是医生考虑他俩为急性杏仁中毒。

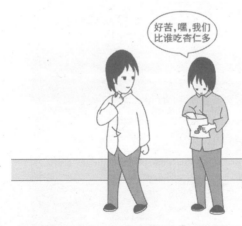

好苦,嘿,我们比谁吃杏仁多

互动讨论

1.杏仁是怎么引起中毒的呢?

2.杏仁中毒严重吗？有哪些表现？中毒后该怎么办？

3.如何预防杏仁中毒？

我们的应对

　　杏仁果外形为扁平卵形,一端圆,另一端尖,表面有一层褐色的薄皮。杏仁含有20%的蛋白质,不含淀粉,经磨碎、加压后,可炸出淡黄色的杏仁油,虽然没有香味,但具有软化皮肤的功效。杏仁分甜杏仁和苦杏仁两种,秦岭、淮河以北,称北杏,又称苦杏仁;以南称为南杏,又称甜杏仁。我们常吃的是甜杏仁,而在我国出产的杏仁则一般属于苦杏仁。甜杏仁的味道微甜、细腻,是流行的小吃,还可以作为原料加入蛋糕、曲奇饼和菜肴等中。苦杏仁可药用,但鲜苦杏仁中含有的一种毒素,经人体代谢后具有十分剧烈的毒性,若抢救不及时可致死。因此,我们不应生吃杏仁,熟杏仁也应控制量,不宜多吃。

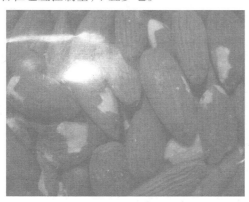

我们日常食用的干杏仁

 各个击破

1.杏仁毒在哪里

　　引起杏仁中毒的主要为苦杏仁。不知大家看过间谍片没有,一些间谍在执行任务时常常把毒药放在扣子、义齿或者衣领里面,从而实现快速自杀;这些毒药往往都是氰化钾。而苦杏仁引起人们中毒的原因是它里面的毒素——氰苷,在进入人体后可以经过代谢快速转变成氢氰酸,这是一种与氰化钾类似的剧毒物质,可以引起急性中毒,甚至死亡,致死率极高。一般生吃三五颗苦杏仁即可引起中毒,10~30颗可致死。

2.吃多了新鲜杏仁会中毒

潜伏期为0.5~12小时,一般1~2小时。中毒后首先感觉嘴巴发苦、喉咙瘙痒,甚至会感觉火烧一样,另外,还会流口水、恶心、呕吐、拉肚子、头晕、头痛、四肢没力气、心跳加快、血压上升、胡言乱语、呼之不应(人睡着但是发着呆或者睡着喊了没反应)、口唇发绀(口唇变成青紫色)、呼吸急促。自我感觉方面会觉着有股苦杏仁的味道,同时出现恐惧感,胸上部疼痛,感觉有什么东西压着似的;严重时意识丧失(整个人就昏过去了,没有任何反应)、大小便失禁、瞳孔散大、全身抽搐、牙关紧闭、体温升高,最后呼吸变浅,极不规则,呈潮式呼吸,四肢冰冷、深度昏迷、休克,最后可因呼吸停止导致死亡。

3.误食杏仁中毒了怎么办

在发现中毒后应立即设法催吐,可用筷子、勺子或手指等不尖锐的物体伸进嘴巴里面刺激咽后壁、舌根,促使中毒者吐出毒物。同时应尽快将中毒者送往医院抢救。

4.如何预防杏仁中毒

预防杏仁中毒的办法很简单,就是不生吃杏仁。尤其在杏成熟的季节里,家长应当跟孩子讲清楚吃杏不能连杏仁一起吃。另外即使煮熟或炒熟后也要少吃,量多了也可能中毒。

 贴心话

我们日常生活中遇到的杏仁可以分为苦杏仁和甜杏仁两种,从地理上又可分为南杏仁和北杏仁。甜杏仁也称南杏,苦杏仁称北杏。在市面上,出现了以杏仁粒型来区分的标准,南杏仁比北杏仁稍大,味道稍甜,饱满圆润如桃形,北杏仁也属于桃形但是饱满度不如南杏仁。如果在形态上一时无法判断,最直接的办法就是尝一下。

另外,还有苦桃仁、樱桃仁、李子仁、枇杷仁以及木薯这几样生吃同样也会引起中毒,中毒的原因和杏仁一样,生活中应当注意。

五、腐烂变质的果蔬该扔则扔

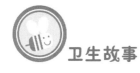

卫生故事

超市特价水果 顾客蜂拥抢购

　　喜欢逛超市的人一定看过,每到晚上八九点,超市就有特价水果出售,许多顾客看到此时的水果价钱便宜,都蜂拥抢购。超市推出的特价"打包"水果一般是白天顾客挑剩的"尾货",超市打好包以非常低廉的价格出售。一名正在采购特价"打包"水果的大妈说,这些水果虽然不好看,但削去腐烂部位、剜去虫眼还是能吃的,价格可比柜台上的好水果便宜了许多。日前,渝北区天宫殿 62 岁的杨婆婆就因为吃了几个这样的苹果进了医院。老人介绍,天宫殿小区附近有一超市,每晚 9 时后开始处理有破损的水果蔬菜等,附近居民为了图便宜,会去抢购这些"处理货"。前几天,她花 2 元钱从超市购回一大袋坏苹果,坏的部分已被切掉。临睡前她吃了一个,觉得有轻微的霉味。第二天上午,她发现不少苹果都坏了,舍不得扔,便将烂的部分削掉,又连吃了两个。一个小时后,她的腹部开始隐隐作痛,随后恶心、腹泻,症状越来越严重。到了晚上,出现了消化道出血等严重症状,她被家人紧急送进医院。医生检查发现,杨婆婆吃了烂苹果,导致细菌性食物中毒。而就在这时,急诊室来了一名嘴唇发青、呼吸急促的中年男病人。经过医生的一番化验、诊断,确定该男子是亚硝酸盐中毒。不过让该男子想不通的是,他仅仅是吃了不新鲜的蔬菜,怎么就导致亚硝酸盐中毒了呢?

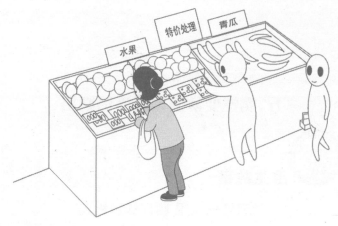

 互动讨论

1.变质的果蔬能吃吗？为什么？

2.吃了不新鲜的蔬菜、水果会引起哪些症状？

3.如何识别果蔬的新鲜度呢？

 我们的应对

杨婆婆和那个中年男病人吃了不新鲜的果蔬后导致食物中毒,主要是细菌性食物中毒和亚硝酸盐中毒。细菌性食物中毒表现为腹痛腹泻等胃肠炎症状,主要是因为水果和蔬菜中含有糖分,放置时间过长可导致各种微生物在果蔬中繁殖,产生大量有毒物质,即使把腐烂部分切掉,剩下未腐烂的部分也不能吃,因为有毒物质已通过果汁向未腐烂部分扩散。而亚硝酸盐中毒表现为不同程度的发绀,重者可引起意识障碍、昏迷等表现,其发生主要是因为果蔬中本身含有硝酸盐,在菌群的作用下还原为亚硝酸盐而导致中毒。因此,变质的果蔬该扔就扔,这样可避免中毒的发生。

 **各个击破**

1.腐烂的果蔬为什么不能吃

通常把在运输过程中受损,或保存过程中部分干瘪、腐烂,经处理后以较低价格卖出的果蔬,称为二级果蔬。这类果蔬最好不吃,因为即使将果蔬腐烂变质部分切去,但有害物质可能已经转移到所有部分,食用后依然会有影响。

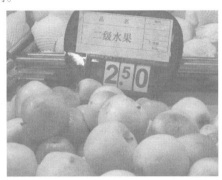

变质的二级水果

2.吃了变质果蔬,谨防细菌性食物中毒

由于水果和蔬菜一般都含大量糖分,放置时间长了,各种微生物会在腐烂变质的水果中繁殖,产生大量有毒物质,即使把腐烂部分切掉,剩下未腐烂的部分也不能吃,因为在微生物代谢过程中产生的有毒物质已通过果汁向未腐烂部分扩散,人假如吃了腐烂水果,很容易引发消化道疾病。尤其在气候潮湿闷热的夏季,气温高,湿度大,细菌繁殖快,大量细菌在被污染的食物中急剧繁殖,产生大量毒素。另外,人体肠道的防疫机能下降,易感性增强。人们食用了被污染的食物后会出现食物中毒现象,起病多较急骤,常有腹痛、腹泻、恶心、呕吐、失水等急性胃肠炎症状,可伴有畏寒、发热。因此,为预防食物中毒,挑选食品应选择新鲜、未变质的水果、蔬菜,且在食用前应充分浸泡和清洗。

3.当心亚硝酸盐中毒

果蔬中几乎都不同程度地含有硝酸盐,尤其是蔬菜,硝酸盐是无毒的,但是如果蔬菜因存放时间过长或因其他原因而变得不新鲜了,尤其是腐烂时,硝酸盐被肠道菌群还原为亚硝酸盐可引起亚硝酸盐中毒。它能让人体血液中能输送氧气的低铁血红蛋白,转化成为不能输送氧气的高铁血红蛋白,从而导致人体组织缺氧,引起中毒。一般在食后1~3小时内起病,短者仅10~15分钟,长者可达20小时。主要表现为不同程度的发绀(嘴唇、指甲及全身皮肤变为青紫色),并有头晕、头痛、肢体无力、心跳加快、嗜睡或烦躁不安、呼吸加快感;以及恶心、呕吐、腹痛腹泻的症状,重度中毒患者可出现意识障碍、昏迷、大小便失禁,可因呼吸衰竭而死亡。误食亚硝酸盐0.3~0.5g就可中毒,若达1.0~3.0g就能引起死亡。

4.如何识别果蔬的新鲜度

蔬菜和水果大多颜色鲜艳,含水分较丰富,放置太久则可引起颜色和形状改变。水分减少——果皮和蔬菜表面发皱,整体发蔫;颜色变化——绿色蔬菜可变成黄色,有些水果的颜色变暗、变淡;质地变化——水果和蔬菜出现软化、发黏,有些汁液渗出,甚至果体或茎叶腐烂。

贴心话

如何正确使用塑料袋保存水果

蔬菜、水果放在塑料袋内贮存,是人们常用的一种科学保鲜方法。其原理是降低氧的浓度,增加二氧化碳的浓度,使蔬果处于休眠状态,延长贮存期。然而,贮存的时间不能过长。因为蔬菜水果为有机食品,含水分较高,并含有水溶性的营养物质和酶类。在整个贮存期间仍进行着很强的呼吸活动,在有氧的条件下,果蔬中的糖类或其他有机物质氧化分解,产生二氧化碳和水分,并放出大量热量;在缺氧的条件下,糖类不能氧化,只能分解产生酒精、二氧化碳,并放出少量热量。但是,二氧化碳浓度不能无限度地上升,只能提高10%。氧浓度的下降也不能超过5%,否则果蔬在缺氧时为了获得生命活动所需的足够的能量,就必须分解更多的营养。同时,因无氧呼吸产生的酒精留在果蔬里,会引起果蔬腐烂变质,所以果蔬在塑料袋内存放时间不宜过长。要想将果蔬放在塑料袋里贮存,就不要怕麻烦,隔两三天把塑料袋的口打开,放出二氧化碳和热量,再把口扎上,这样就会减少腐烂变质现象的发生。

六、农药药死的家禽不能做美餐

卫生故事

清洁工捡死鸡为儿加餐　四岁亲子险被毒死

一天下午,清洁工王阿姨在垃圾桶看到一只被丢弃的死鸡,她欣喜不已,就从垃圾桶内把鸡捡出来拿回了家。因为只捡来一只鸡,所以大人都不舍得吃,一锅鸡全被小孩子吃光了。随后,孩子出现恶心、呕吐、咳嗽、流泪等不适,而父母误以为是感冒了,到晚上10时,两夫妇下夜班回来时,发现儿子口吐白沫先后昏倒在地,便急忙把他们送到附近的医院抢救,医生经询问、检查,考虑诊断为有机磷农药中毒。经抢救,孩子转危为安。可这对夫妇纳闷了,怎么会农药中毒呢,家里也没农药啊?难道是那锅鸡出了问题? 之后经过几番查证,发现原来那只鸡是因为被农药药死而被遗弃,果然它就是罪魁祸首!

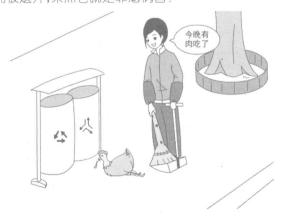

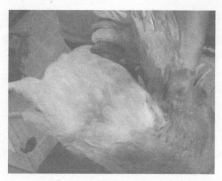

农药药死的鸡

 互动讨论

1.这只鸡为什么不能吃呢？难道鸡中毒了人也会中毒？

2.人吃了这种被农药毒死的家禽会有哪些症状呢？

3.你知道有哪些急救措施吗？

 我们的应对

鸡摄入大量农药致死，由于食物链的作用，农药在家禽体内聚集，当上述两个孩子吃了那锅鸡后引起农药中毒。有机磷农药中毒的原因是引起体内的胆碱酯酶的活性受到抑制，进而影响神经冲动的传递而导致中毒。有机磷农药中毒主要表现为恶心、头痛，随后可表现为流口水、腹痛、瞳孔缩小等症状。一旦发生农药中毒，要立即催吐；农药毒性大，生活中我们要远离农药。

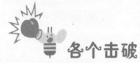 **各个击破**

1.小心农药残留

菜农在种植蔬菜的过程中往往不按要求，使用过量的农药，这些农药留在菜叶和吃了菜叶的昆虫体内，家禽吃了这些菜叶和昆虫便摄入了农药。当家禽因一次或短期内大量摄入农药时,会产生严重的急性反应而致死,由于食物链的作用,农药在家禽体内聚集。当人吃了这种被药死的家禽而间接摄入了残留的农药时,可导致人急性中毒。

2.临床表现

农药中毒包括有机磷类中毒、有机氯类中毒、有机氮类中毒等多种类型,不同类型农药中毒有不同的症状。有机磷农药是一类比其他种类农药更能引起严重中毒事故的农药,其导致中毒的原因是人体内的一种酶,即胆碱酯酶的活性受抑制,进而影响人体内神经冲动的传递而出现中毒症状。这类有毒化合物可能滞留在肠道或人体脂肪组织中,再缓慢地吸收或释放出来。因此中毒症状的发作可能延缓,或者在治疗过程中症状有反复。中毒症状一般在接触后0.5~24小时之间出现。开始的中毒症状是感觉不适、恶心、头痛、全身软弱无力和疲乏。随后发展为流口水(唾液分泌过多),并大量出汗、呕吐、腹部阵痛、腹泻、瞳孔缩小、视觉模糊、肌肉抽搐、自发性收缩、手震颤、呼吸时伴有泡沫,病人可能阵发痉挛并进入昏迷。严重的可能导致死亡;轻的在一个月内可恢复,一般无后遗症,有时可能有继发性缺氧情况发生。农药直接接触皮肤后还可引起过敏性皮炎,并可出现水泡和脱皮等表现。

3.中毒后的自救处理

一旦发生食物农药中毒,要立即催吐。如果中毒者神志清楚且能合作时,让其饮温水300~500mL,然后用手指、压舌板或筷子刺激咽喉后壁或舌根诱发呕吐。如此反复进行,直至胃内食物完全吐出为止。简单处理后应立即送往医院急诊治疗。如中毒者处于昏迷、惊厥状态时,绝不能催吐,以免因呕吐物进入气管窒息导致生命危险。此外,呕吐物要用容器或者塑料袋装下以备检验用。

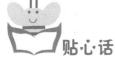

贴·心·话

(1)除了农药药死的家禽不能做美餐外,我们还需注意被农药毒死的鱼。正常的死鱼,其胸鳍紧贴肚子,嘴和鳃盖容易被拉开,鳃呈鲜红色或淡红色,容易引来苍蝇。被农药等毒死的鱼,其胸鳍是张开的,并且很硬,嘴巴紧闭,不易拉开,鳃呈紫红色或黑褐色,苍蝇很少上去叮咬。毒死的鱼即使经过高温烹调,残留农药也不能完全消除,严重危害消费者健康。所以,农药药死的家禽和鱼类都不能做美餐哦!

(2)如何去除蔬菜农药,避免蔬菜农药中毒?以下几招,非常适用:

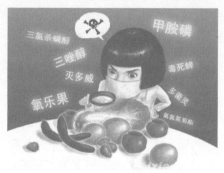

警惕果蔬中的农药

一洗:清水下反复清洗多次。

二浸:将蔬菜放在清水中浸泡30~60分钟,可以除去部分残留农药。

三烫:用开水将蔬菜快速烫后捞起,可以去除大部分残留农药;烫过的水必须弃掉不用。

四炒:将烫过捞起的蔬菜根据饮食习惯进行烹调。

七、发芽马铃薯中毒

卫生故事

某中学发生发芽马铃薯中毒事故

2007年10月11日晚11时,某中学陆续出现学生中毒现象,至15日凌晨共发生学生中毒95例。中毒学生的表现以头昏、头痛、恶心、腹痛、腹胀、乏力为主,部分学生伴有腹泻、呕吐症状,2例重症病例出现烦躁、抽搐症状。经对95名中毒学生调查发现,该中学共有3个学生食堂,均以私人承包方式经营。3个食堂经营的菜谱以马铃薯为主,有炒土豆片、炒土豆丝、红烧土豆、土豆片汤、土豆花等。该中学食堂分别在10月6~7日各购进土豆2000~5000斤,检查这批土豆发现绝大部分已发芽。3个食堂对红烧土豆和土豆花是在去皮后加工的,但炒土豆片、炒土豆丝、土豆片汤均未去皮。10月10~11日食堂菜谱除以上土豆类菜外还有炒胡萝卜、凉拌粉丝、炒白菜、凉拌凉粉、土豆炖肉、炒四季豆、魔芋粉条及米饭、包子、油饼等。而95名中毒学生在校就读期间一日三餐均在该中学食堂就餐,其10~11日虽分别在3个食堂就餐,但都食用过土豆类菜和米饭,其他菜品无共同食用史。采集现场食物样品、中毒学生与食堂从业人员分泌物样品后,经细菌理化项目检查,均未见其他异常,但从3个食堂采集的发芽马铃薯中均检出龙葵素。因此,判定此次中毒事件是由于多餐次食用发芽马铃薯引起的食物中毒事件,该中学食堂被责令停业整顿,同时按照《食品卫生法》相关条款给予罚款人民币2万元的行政处罚。

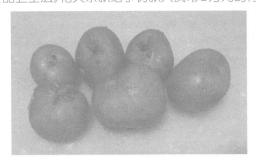

绿皮发芽马铃薯

互动讨论

1.我们常吃马铃薯,怎么会中毒呢? 它的毒性物质是什么?

2.如何得知马铃薯中毒了?

3.马铃薯中毒后该怎么办?

4.马铃薯中毒可以避免吗?

我们的应对

马铃薯又名土豆、洋芋、山药蛋等,营养价值非常高。马铃薯蛋白质含量高,且拥有人体所必需的全部氨基酸,特别是富含谷类缺少的赖氨酸;维生素含量丰富且全面,包括谷类粮食没有的胡萝卜素和维生素C,其维生素C含量是苹果的10倍,且耐加热;马铃薯还是一个矿物质宝库,各种矿物质是苹果的几倍至几十倍不等;富含优质淀粉。马铃薯营养素齐全,而且易为人体消化吸收,因此享有"人类第二面包"的美誉与"十全十美食物"的称号。马铃薯含有大量的优质纤维素,因而还有防止中风、和胃健脾的神奇药用价值。马铃薯曾经是"穷人家"的主食,在现代人眼里已浑身是宝。我们每天都想见到它、吃到它。但是,我们要警惕土豆含有一种叫龙葵素的毒素。新鲜成熟、不发芽的土豆其含量极微,再加上削皮、煎煮之后,并不对人体的健康构成威胁,而发芽、皮色变青的土豆则龙葵素的含量剧增,尤其是土豆芽、芽眼(孔)、外皮和溃烂的部位,龙葵素的含量就更加高,进食这种土豆就会引起中毒;在进食之后,短则几分钟,长则几小时便可出现咽喉部瘙痒、腹痛腹泻与头晕等中毒症状。因此,我们在加工烹调前应对土豆去皮、挖掉芽眼,且煮熟煮透之后才能吃。

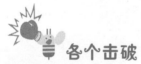 **各个击破**

1.马铃薯中毒的原因

马铃薯中含有龙葵素,其含量随品种和季节的不同而不一样,新鲜成熟马铃薯含量较低,一般每公斤含20~100mg,不会使人中毒。龙葵素在马铃薯储藏过程中会逐渐增加,特别是当马铃薯发芽、表皮变青或储藏不当出现黑斑和太阳照射时,可大大提高其含量,如发芽部位,龙葵素的含量可高达每公斤4200~7300mg,增加200余倍。未成熟绿色马铃薯中该毒素含量较成熟马铃薯高5~6倍,甚至更高。而一般人只要进食200~400mg龙葵素就会引起中毒。

2.马铃薯中毒的表现

一般在吃马铃薯1～12小时后发病。龙葵素对胃肠道黏膜有较强的刺激作用,对呼吸中枢有麻痹作用,因此中毒者先有咽喉部抓痒感、灼热感及上腹部烧灼感或疼痛、恶心、呕吐、腹泻等胃肠炎症状;中毒较深者可因剧烈呕吐、腹泻且有脱水、电解质紊乱和血压下降的表现。龙葵素还能引起脑水肿、充血,因而中毒者可有头晕、头疼、瞳孔散大、耳鸣、轻度意识障碍等,重症者还可出现昏迷和手足抽搐,可因心脏功能衰竭、呼吸中枢麻痹导致死亡。

3.预防马铃薯中毒

马铃薯中毒绝大部分发生在春季及夏初季节,原因是春季潮湿温暖,对马铃薯保管不好,易引起发芽。因此,要加强对马铃薯的保管,防止发芽是预防中毒的根本保证。注意贮存马铃薯的方法:必须贮存在低温、无直接阳光照射的地方,以有效防止其发芽。

加工前应观察马铃薯外观,对皮变青、发芽的要去皮、去芽、挖去芽眼;将削好的马铃薯放于冷水中浸泡半小时以上,使残余毒素溶于水后再进行烹调。对皮变青或发芽的马铃薯不宜炒丝或炒片吃,宜红烧、炖、煮吃。因龙葵素遇醋易分解,烹调时加些食醋并注意充分煮熟,可以加速龙葵素的分解破坏,降低毒性,防止中毒的发生。但对于发芽过多、变质较厉害的皮肉变黑绿者,即使经过上述的处理,也不可能把毒素的含量降低到安全的范围内。因此,为保安全,还是把这些发芽变质较严重的土豆丢弃为好。

4.马铃薯中毒后的处理

中毒后立即用浓茶或1∶5000高锰酸钾溶液催吐洗胃;轻度中毒者可让其喝淡盐水或糖水以补充体液纠正失水,并适当饮用醋水以降低龙葵素的毒性;严重者如剧烈呕吐、腹痛者,必须速送医院抢救。

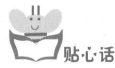

贴心话

发芽马铃薯的龙葵素可引起猪、牛、鸡等家畜家禽中毒。另外,马铃薯全株各部位龙葵素的含量不同:绿叶中含 0.25%,芽内含 0.5%,花内含

0.7%，马铃薯皮内含0.01%，而成熟的块根内只含0.004%，但若保存不好引起发芽或皮肉变绿时，含龙葵素的量会显著增加，发芽的马铃薯中可增加到0.08%，芽内则可高达4.76%。发霉或腐烂的马铃薯中龙葵素的含毒量可增加，同时含有一种腐败毒，也有毒害作用。因此，上述马铃薯严禁喂猪、牛等；马铃薯的新鲜嫩芽、茎叶和花蕾也不宜喂得过多，否则会引起中毒。优质马铃薯块喂猪，要削去青绿色皮及其上面的芽眼和芽；也可切片或晒干粉碎，不但可降低毒性，且提高消化率。

八、鲜黄花菜中毒

卫生故事

职工食堂引发的鲜黄花菜中毒

2004年7月16日晚，西安市某建设公司驻某市项目职工食堂发生一起18人集体食物中毒事件。当晚在食堂就餐者有73人，餐后约半小时出现首例发病。经卫生监督部门对当晚食谱及就餐者进行调查发现，该起事故与食用鲜黄花菜有关。当晚食用黄花菜的有22人，其中18人发病，表现为恶心、腹痛腹泻、呕吐、头晕，有4人只吃少量末发病，其他未食用黄花菜者均未发病。通过对厨师调查后得知，他们在加工鲜黄花菜时，没有经过加热及清水浸泡等程序，只用水洗了洗。

互动讨论

1.鲜黄花菜如何引起中毒呢？

2.鲜黄花菜中毒严重吗？中毒后有些什么症状？如何急救处理？

3.有办法既能饱尝鲜黄花菜的鲜美又能避免中毒吗？

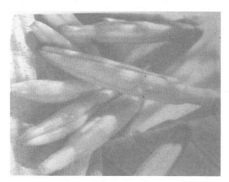

鲜黄花菜

我们的应对

黄花菜又称金针菜、忘忧草,食之清香、爽滑、嫩糯、甘甜,常与木耳齐名为"席上珍品"。黄花菜味鲜质嫩,营养丰富,含有丰富的糖、蛋白质、维生素C、B族维生素、胡萝卜素、钙、磷、铁、氨基酸等人体所必需的营养成分。黄花菜还含有丰富的卵磷脂,可增强和改善大脑功能,对发育的青少年和胎儿尤其重要;同时能清除动脉内的沉积物,对注意力不集中、记忆力减退、脑动脉阻塞等症状有特殊疗效,故人们称之为"健脑菜"。黄花菜还具有明目、安神、消炎、活血、降血压等作用,对吐血、大便带血、小便不通、失眠、乳汁不下等有疗效,可作为病后或产后的调补品。诚然黄花菜药食兼佳,然食之不当往往引起中毒。黄花菜一般晒干食用,也可以鲜食,鲜食要注意对鲜黄花菜做相关的处理,以免中毒。吃烹调不当的鲜黄花菜可引起中毒,损伤胃肠道黏膜、呼吸器官黏膜和泌尿系统,但只要我们注意浸泡、高温处理、适当控制量,或者吃干黄花菜,在享受美餐后仍会安然无恙。

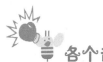
各个击破

1.鲜黄花菜中毒原因

鲜黄花菜中毒,大多数发生在六七月黄花菜成熟季节。鲜黄花菜里含有一种叫秋水仙碱的物质,它本身无多大毒性,但当它进入人体并在组织间被氧化后,会迅速生成二秋水仙碱,这是一种剧毒物质。一次食入 0.1~0.2mg 秋水仙碱(相当于 50~100g 鲜黄花菜)即可引起中毒。成年人一次食入 3~20mg 就可导致死亡。二秋水仙碱主要对人体胃肠道黏膜、呼吸器官黏膜和泌尿系统具有毒性,并产生强烈的刺激作用。干黄花菜不含有秋水仙碱毒素,可以放心食用。

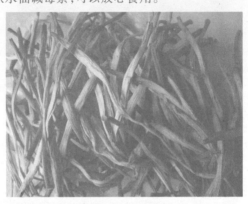

常吃的干黄花菜

2.鲜黄花菜中毒表现

鲜黄花菜中毒一般在食后 4 小时内出现症状。主要有嗓子发干、心慌胸闷、头痛、恶心呕吐、大量出汗及腹痛腹泻,重者出现血尿、血便、昏迷等。

3.预防鲜黄花菜中毒

预防鲜黄花菜中毒最好的措施是食用干黄花菜,若食用鲜黄花菜需注意烹调技术,其方法主要有两种。一是浸泡处理法:由于秋水仙碱易溶于水,食用前可将鲜黄花菜用冷水浸泡 2 小时以上,中间换水,或用开水焯一下后再用冷水浸泡 2 小时(中间需换一次水),经此处理可去掉大部分秋水仙碱。二是高温处理法:由于鲜黄花菜的有毒成分在高温 60℃时可减弱或遭到破坏分解,用鲜黄花菜做汤,汤水要多,汤开后还要煮沸 10~15 分钟,把菜煮熟、煮透,使其中的秋水仙碱被破坏得充分一些。其次是每次食用不超过 50g,因 50g 鲜黄花菜约含 0.1mg 的秋水仙碱,人吃的秋水仙碱不超过 0.1mg 时一般不会中毒。

4.鲜黄花菜中毒的自救措施

如果不小心发生鲜黄花菜中毒,可让中毒者喝一些冷的盐开水或葡萄糖溶液、绿豆汤,以稀释毒素并加速排泄;同时也可先自行采用简易方法进行催吐,以减少有毒物质吸收,但不要自行乱服药物,以免加重病情。食用鲜黄花菜较多,中毒症状较重者,需马上送医院救治。对中毒的病人主要是对症治疗,特别注意补充水分,以免脱水,不能口服时,要及时静脉补液。

贴心话

虽然黄花菜营养丰富,老少皆宜,孕妇、中老年人、过度劳累者尤其适合食用,但是黄花菜含粗纤维较多,腹泻者慎食;黄花菜性凉,脾胃虚者与平时痰多尤其哮喘病者,不宜食用。

九、霉变的花生不可直接食用

卫生故事

一起运输滞留引起花生仁霉变事故的处理

1999年《广东卫生防疫》刊登了一篇题为"一起运输滞留引起的花生仁霉变事故分析"报道。1998年8月10日,佛山防疫站接到报告,由山东省莒南县发往南海市的一批花生仁有霉变发臭现象,要求防疫部门协助处理。现场调查获知,7月21日,山东省莒南县粮油实业公司通过铁路运输发往南海市九江镇北伟达花生油厂的60吨花生仁,于8月7日中午到达佛山东火货站,并在当天卸货完毕。佛山当地气温在29℃~33℃,相对湿度为79%。卸货后即运走921袋共46050kg(约46t)至花生油厂,其余

279袋13950kg(约14t)存放在佛山铁路东货场联营公司九号货仓内。调查时花生仁已全部拆散在货仓地面上进行自然降温,可嗅及较浓的哈喇味,肉眼可见花生仁上长有黄绿色霉菌以及破损、虫蛀粒等,并有发热现象。调查人员遂对该批花生仁做出现场查封和抽取样本的处理。抽取不同霉变程度的花生仁各3份,感官指标全部不合格,黄曲霉毒素B_1超标1份;抽取不同批次挑选后轻度霉变花生仁所精炼的花生油9份,全部指标均符合卫生标准。由于铁路出现故障,该批花生仁长时间滞留在该地(为期17天,比正常超出10天),恰遇当地气温、相对湿度较高,货物一直处在高温而空气又不流通的车厢内,造成了该批花生仁霉变。花生霉变会产生剧毒物质黄曲霉毒素B_1,因此该批霉变花生仁原则上不能直接食用。但为了减少损失,根据现场调查、样品检测结果,对轻度霉变的31350kg(约31t)花生仁采用挑选法剔除有霉变、破损、虫蛀粒后精炼成食用油;而重度、中度霉变的28650kg(约29t)花生仁改作非食品工业原料,禁止食用。

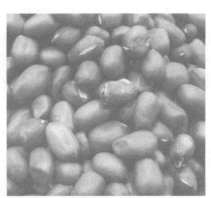

霉变的花生

互动讨论

1.花生霉变后产生的黄曲霉毒素B_1为什么是剧毒物质?

2.人吃发霉的花生后会产生哪些危害?

3.怎么防止花生霉变? 我们如何辨别已轻度霉变的花生呢?

我们的应对

花生滋养补益,有助于延年益寿,所以民间又称"长生果",并且和黄豆一样被誉为"植物肉""素中之荤"。花生的蛋白质含量可高达30%左右,含有人体必需的多种氨基酸,且比例适宜,其营养价值可与动物性食品如鸡蛋、牛奶、瘦肉等媲美,且易于被人体吸收利用。还含有丰富的脂肪、卵磷脂、维生素 A、维生素 B、维生素 E、维生素 K,以及钙、磷、铁等元素;花生所含脂肪大部分都是不饱和脂肪酸,这种脂肪酸不仅不会堵塞动脉,反而有"动脉清道夫"的美誉,对心血管疾病有很好的预防作用。花生还有促进人体生长发育、提高智力、抗老预防早衰、润肺止咳等功效。花生虽然营养丰富,但却是最容易感染黄曲霉菌的粮食,花生霉变后产生毒性极强的黄曲霉毒素,我们若不小心吃了霉变的花生可能引起中毒。因此,对已霉变的花生仁,不应再吃。生活中,一次购买量不要太多,只要妥善保管、剔除霉变的花生,就可放心享用美味花生。

1.认识黄曲霉毒素

黄曲霉毒素主要是由黄曲霉菌和寄生曲霉菌产生的,是研究最多的真菌毒素,该毒素可引起动物急性中毒死亡,是毒性与致癌性最强的真菌毒素;其中黄曲霉毒素 B_1 的毒性最强,相当于剧毒物质氰化钾的10倍、砒霜的68倍。黄曲霉毒素拥有强大的致癌力,只需要1mg/kg的剂量,便可诱发肝癌、骨癌、肾癌、直肠癌、乳腺癌、卵巢癌等全身各种脏器癌症。要知道,1mg/kg黄曲霉毒素含量相当于1吨粮食中只有1粒芝麻大的黄曲霉毒素。它几乎不溶于水,在中性、酸性溶液中很稳定,但在碱性条件下可被破坏溶于水,从而被洗脱。黄曲霉毒素耐热,在一般的烹调加工温度下很少被破坏,在高达280℃时才可发生裂解,毒性被破坏。

2.霉变花生的危害

花生霉变后营养价值降低,甚至不能食用。若吃入一定量会引起中毒。黄曲霉毒素是一种剧毒物质,对鱼、鸡、鸭、兔、鼠、猪、牛、羊及人类等均有极强的毒性。各种动物对黄曲霉毒素的敏感性据其类别、年龄、性别、营养状况而不同,毒性试验表明,年龄或体重大、雌性鼠的耐受性较体重轻、雄性鼠好。黄曲霉毒素进入人体后,主要与人体的蛋白质和DNA(决定孩子长得像父母的物质,即遗传物质)进行结合,对人体产生毒害,所以它对人身体的每一个器官都有可能造成危害。黄曲霉毒素在人体内不能降解,由于毒素容易在肝脏内积累(相当于其他组织器官的5~15倍),因此对肝脏产生的毒害最大。食用后最严重的可引起肝癌、急性中毒或死亡。

急性中毒:起病之初有头晕、乏力、厌食、胃部不适、腹胀、呕吐等症状,2~3周后很快发生中毒性肝炎。表现:肝脏肿大、肝区疼痛、黄疸、脾大、腹水、下肢浮肿及肝功能异常。重者黄疸持续加深、心脏扩大、肺水肿、痉挛、胃肠道出血、昏迷甚至死亡,多数患者在死前可有胃肠道大出血表现,病死率可达 20%。

如小剂量长期摄入黄曲霉毒素会产生慢性毒性,主要表现为生长障碍、缓慢,肝脏出现亚急性或慢性损伤,引起纤维性病变,形成肝纤维化,甚至肝硬化,肝功能降低。

致癌性:黄曲霉毒素是目前所知致癌性最强的化学物质,其致癌特点是:(1)致癌范围广,能诱发鱼类、禽类、各种实验动物、家畜及灵长类等多种动物的实验肿瘤;(2)致癌强度大,其致癌能力比六六六大 1 万倍;(3)可诱发多种癌,黄曲霉毒素主要诱发肝癌,比二甲基亚硝胺强 75倍,还可导致胃癌、肾癌、直肠癌、乳腺癌、卵巢及小肠等部位的肿瘤,还可出现畸胎。该种毒素已被划定为最毒的一类致癌物,毒性为砒霜的 68倍!

3.预防黄曲霉毒素中毒

防止花生发霉是根本。粮食水分为 17%~18%时,其水分活度约为0.8~0.9,是霉菌繁殖产毒的最佳条件;当水分活度低于 0.7 时,霉菌一般不能生长。另外,霉菌最适宜生长的温度为 25℃~30℃,在 0℃以下或30℃以上时,不能产毒或产毒能力下降。因此,花生一定要晒干,并且干燥、低温、通风保藏。对已霉变、破损花生,一定挑除,不能食用。识别:

花生霉烂以后，表皮呈黑色或黄褐色，有霉烂的异味，容易识别；轻微霉变的花生较难识别，花生外皮呈褐色或黄色，果实内呈部分黄色或全部黄色，吃入口内有不同程度的苦味。正常的花生外观色泽鲜艳，呈淡红色，内部为白色，口感香中略带甜味。平时吃到霉变的花生（或其他坚果零食）一定不要偷懒，要起身吐掉并用清水漱漱口；怀疑花生油中黄曲霉毒素超标（时间久的花生油），可以将油加热到微冒烟，加点盐爆炒以降低毒性。

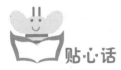

贴心话

据了解，黄曲霉毒素在1993年被世界卫生组织（WHO）的癌症研究机构划定为一类致癌物，是一种剧毒物质。黄曲霉毒素可污染各种农产品，但在热带和亚热带地区的食品污染较严重，主要受污染的食品为坚果类，如花生及其制品、核桃、瓜子、开心果、榛子、松仁等。其次是谷物类，如玉米、大米、大麦、小麦、豆类及其制品、葡萄干等。据报道，其毒性大小顺序：黄曲霉毒素 B_1 ＞黄曲霉毒素 M_1 ＞黄曲霉毒素 G_1 ＞黄曲霉毒素 M_2 ＞黄曲霉毒素 B_2 ＞黄曲霉毒素 G_2。

美国科学家Douglas L报道，1989年印度有74人、肯尼亚有12人死于黄曲霉毒素的急性中毒。2004年，肯尼亚的东部地区爆发了黄曲霉毒素引起的肝炎，125人死亡。死者都曾经吃过发霉的玉米。

1960年，英格兰伦敦附近的养殖场爆发了大规模的火鸡死亡事件，10万只火鸡相继出现了食欲减退、羽翼下垂的症状，最后陷入了昏睡之中直至死亡，死时保持着一种扭曲的姿势，头脚向后伸直。解剖后看到火鸡的肝出血、坏死，肾肿大。通过调查发现，农场使用了一批来自巴西的发霉花生作为饲料原料。

我国规定大米、食用油中黄曲霉毒素允许量标准为 $10\mu g/kg$，其他粮食、豆类及发酵食品为 $5\mu g/kg$。婴儿代乳食品不得检出。而世界卫生组织推荐食品、饲料中黄曲霉毒素最高允许量标准为 $15\mu g/kg$；30~50 $\mu g/kg$ 为低毒，50~100 $\mu g/kg$ 为中毒，100~1000 $\mu g/kg$ 为高毒，1000 $\mu g/kg$ 以上为极毒。

十、吃面食防赤霉病麦中毒

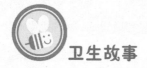

卫生故事

农民家的怪事

《南京医学院学报》曾刊登一篇题为"一农家赤霉病麦中毒"的报道：自1988年6月起，江苏省铜山县晃湖村左某一家九口人在饭后几分钟至4小时内出现头晕、头痛、恶心、呕吐、出汗不止等症状。严重者有四肢抽搐。发病间隔时间不等，每次发病人数不同，轻重不一。病中不发热、不腹泻。秋冬季后发病渐缓，1989年麦收时又发作。左某的邻居从未发病，而亲戚来他家吃饭后也呕吐。周围邻居用左家的面粉、蔬菜、水和调味品做饭，进食后均剧烈呕吐，不能站立。用人吃了会呕吐的饭喂猪喂狗，猪狗也呕吐，左家吃煮玉米、山芋不发病。左某母亲1989年10月3日自做面条，以生蒜瓣下饭，未吃完面条就大汗淋漓，在床上翻滚不止，剧烈呕吐，四肢抽搐，在医院抢救无效死亡。左家、邻居都惊恐忧虑，先后请巫婆来家驱鬼。后经卫生监督防疫部门调查，左某家陈麦颗粒尚饱满，颜色较鲜艳，有大量虫蛀残迹和虫子产物，病麦比例28%；新麦颗粒不饱满，颜色灰暗并有许多粉红色病麦，病麦比例35%。从其母亲生前吃剩的面粉样品和病麦中，均检测到串珠镰刀菌和禾谷镰刀菌。由于镰刀菌产生的T-2毒素既能致呕吐又能使骨骼肌在轻度刺激下痉挛收缩（即抽搐），表明这是一起由多次食用赤霉病麦引起的一连串食物中毒事件。左家病麦比例为28%~35%，大大高于安全浓度。又由于病麦、健麦混放不均匀，食用时每顿吃进毒素含量自然有多有少，这就是发病时断时续的原因。

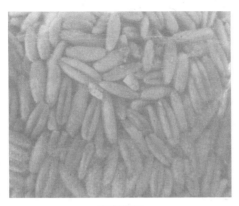

霉变麦子

互动讨论

1.我们吃的面食怎么会引起中毒呢？

2.吃面食中毒有哪些表现呢？严重吗？

3.我们几乎天天吃面食,怎么样才能避免中毒呢？

我们的应对

小麦富含淀粉、蛋白质、少量脂肪、多种矿物质元素、维生素B和维生素A、核黄素、烟酸等。小麦自古就是滋养人体的重要食物,如《本草拾遗》中提到:"小麦面,补虚,实人肤体,厚肠胃,强气力。"小麦主要用来加工面粉,制作各种美味面食,如面包、馒头、饼干、蛋糕、面条、油条、油饼、烧饼、煎饼、水饺、煎饺、包子、馄饨、蛋卷、方便面、年糕等食物,我们几乎每天都能吃到。进食全麦食品可以降低血液循环中雌激素的含量,对女性朋友既可防治乳腺癌,又能缓解更年期综合征的烦躁不适症状;其所含的B族维生素和矿物质对人体健康也很有益处。然而,小麦在生长期或收获后保存不当均可感染一种叫镰刀菌的真菌,小麦也生病成为赤霉病麦,人畜食用了该病麦或其各种面食制品,可引起食物中毒。由于该病麦中的毒素在一般的加工烹调过程中不能被破坏,所以我们只有注意选种、干燥通风保藏、购买和烹调加工前注意鉴别去除病麦,才能安全食用了。

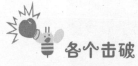 各个击破

1.病菌及产毒条件

小麦在生长过程中,可能会被一种叫做镰刀菌的真菌污染,导致减产;收割后保存不当,该菌仍可以在麦粒上继续生长、繁殖,并产生毒素,从而导致赤霉病麦。麦类等谷物污染镰刀菌引起的赤霉病是一种世界性的病害。当人畜食用了赤霉病麦或其各种制品,可引起食物中毒。国内以禾谷镰刀菌污染为主,当气温在16℃~24℃、湿度为85%时最适宜其生长、繁殖并产毒。

2.毒素性质

引起麦类等赤霉病的镰刀菌产生的霉菌毒素主要是单端孢霉烯族化合物,如雪腐镰刀菌烯醇、T-2毒素等,有致呕吐作用;该毒素比较耐热,一般烹调方法不能去毒,只有在110℃加热1小时才能被破坏。

3.中毒表现

中毒虽多发生在我国长江中、下游地区的麦收季节,但人们可因吃了受病害的新麦或因误食库存病麦或霉麦而引起中毒,因此,实际上赤霉病麦食物中毒一年四季均可发生。当赤霉病麦检出率在3%~6%时,人食用后就容易发生中毒。用赤霉病麦制成的面粉,只要其中毒素达到一定数量,无论制成何种面制品,也无论用何种烹调方法,食用后都可发生中毒。

中毒表现:起病急,症状轻,病程短,可自愈。潜伏期短者10~15分钟,长者4~7小时,一般0.5~1小时。主要症状有:初胃部不适,恶心,接着可明显呕吐、头晕头痛、无力,少数伴有腹泻、腹痛、腹胀、流涎、发烧、畏寒等。中毒轻者以呕吐最为明显,一般在呕吐后2小时左右恢复正常,但仍有全身不适、乏力感。老、幼、体弱者或进食量大者,症状较重,还可有四肢酸软、呼吸和脉搏加快、颜面潮红、步态不稳,有时有醉酒似的欣快感,因此,赤霉病麦中毒又称"迷昏麦中毒""醉谷病"。中毒发病

率为33%~79%,一般停食病麦1~2天后可恢复,慢的一周左右自行消失。虽然每年都有发生,但少见死亡病例。

4.预防中毒

第一,收获前加强田间管理,推广抗赤霉病的谷物品种。第二,收获后及时晒干或烘干并储存于干燥、通风场所。第三,烹调前购买、加工时,除去赤霉病麦粒,使病麦检出率降在1%以下才安全。请注意鉴别:赤霉病麦粒在外观上与正常麦粒不同,皮发皱,呈灰白色且无光泽,颗粒不饱满,易碎成粉;也可出现浅粉红色或深粉红色,也有形成红色斑点状的。感染严重的病麦,可做工业淀粉或工业酒精,但不能做饲料,以免动物中毒或毒素在动物体内蓄积,人吃后中毒。

贴·心·话

由于病麦毒素主要存在于表皮内,可用精碾法去除毒素,因此,我们在购买面食时,可留意原料是否为精白面,若是,可放心购买。另外,毒素对热稳定,可将病麦发酵有效去毒,制成可食用的酱油或醋。

除小麦外,大麦、玉米等谷物同样可在生长期或保藏不当的情况下被镰刀菌污染,购买、食用前需同样注意。

十一、霉变甘蔗中毒

卫生故事

喜宴当日甘蔗酿悲剧

2004年2月6日河北省邢台市宁晋县河渠乡小苏北村小明的舅舅家办喜事,小明和他13岁的姐姐以及小明舅舅、姨妈及表姐家的5个孩子都去玩。11时左右,小明的妈妈从街上买了甘蔗给孩子们吃。当天中午1时左右,小明突然感到不舒服,开始出现恶心、吐黏液等症状,家人迅速开车送小明到宁晋县县医院救治,医生一看孩子就说已经晚了。当天下午2时多,其他4个孩子也相继出现头晕、恶心、呕吐、面色苍白、手颤抖等症状。经医生询问得知,一大家子人都吃了结婚的喜宴,其他人谁也没有出现不良反应,而只有吃甘蔗的几个孩子除外,而且同吃甘蔗的5个孩子都出现了相似的中毒症状,于是医生做出初步诊断——霉变甘蔗中毒。并立即对其他4个孩子采取了洗胃、输液等急救措施,由于抢救及时,4个孩子已脱离生命危险,回家休养。然而,10岁的小明永远地离开了,留给爸爸妈妈与其他亲人无尽的悲痛。

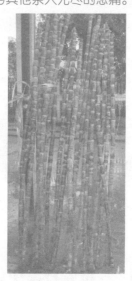

售卖的甘蔗

互动讨论

1.甜甜的甘蔗怎么会中毒呢?

2.甘蔗中毒后手怎么会发抖呢? 其他4个孩子虽脱离了危险,会留下后遗症吗?

3.甘蔗中毒还有哪些表现？严重吗？

4.若发生甘蔗中毒,我们该怎么处理呢？

5.可以放心吃甘蔗吗？如何选择？

我们的应对

　　甜甜的甘蔗除了是制造蔗糖的原料外,我们平时也非常喜欢吃。因为甘蔗汁多味甜,营养丰富,还被称作果中佳品,有人称:"秋日甘蔗赛过参"。甘蔗含糖量最为丰富,约为18%~20%,其糖分是由蔗糖、果糖、葡萄糖三种成分构成的,极易被人体吸收利用。此外,甘蔗还含有人体所需的蛋白质、氨基酸,以及丰富的B族维生素和维生素C等。甘蔗含有大量的铁、钙、锌等人体必需的微量元素,其中铁的含量在各种水果中雄踞"冠军"宝座,每公斤达9mg,故甘蔗素有"补血果"的美称。甘蔗本身没问题,但发霉的甘蔗能引起中毒。由于甘蔗一般在秋季收获,储存一个冬天后,当春季到来气候潮湿变暖时,甘蔗若保存不当极易受到霉菌侵袭而变质。主要被节菱孢霉菌污染,该菌产生一种叫3-硝基丙酸的毒性物质,人吃霉变甘蔗后该毒素进入人体,会攻击人体的中枢神经系统和消化系统。因此,吃霉变甘蔗后会有呕吐、肌肉抽搐、大小便失禁等中毒表现,严重的可因呼吸衰竭而死亡。春季是甘蔗霉变的高发期,故而民间有"清明蔗,毒过蛇"的说法。我们在买甘蔗时,尤其是春季,一定要特别注意挑选新鲜的,对有霉点、裂口、甘蔗肉呈红色的或有霉坏味、酒糟味的,不能买、不能吃。

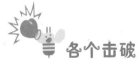

各个击破

1.霉变甘蔗中毒的原因

　　霉变甘蔗中毒一般多发生于春季。甘蔗一般在秋冬季收割,由于长期贮存,越冬受冻后化冻,一旦春季气温上升,温度适宜,霉菌大量繁殖。其中节菱孢霉菌污染后甘蔗就会霉变,若甘蔗收获时未完全成熟,则更有利于节菱孢霉的生长、繁殖和产毒。一般被节菱孢霉污染的甘蔗

2~3周内即可产生毒素。节菱孢霉菌产生的毒素是3-硝基丙酸,该毒素耐热,是霉变甘蔗中毒的直接原因。该霉菌在15℃~18℃、弱酸性(pH5.5)、含糖2%~10%的条件下最易产毒。该毒素进入入体后,会攻击人体的中枢神经系统和消化系统,少量毒素就能造成人的肌肉痉挛,大量毒素可导致植物人,甚至死亡。

2.霉变甘蔗中毒的表现

霉变甘蔗中毒是食用了保存不当而霉变的甘蔗引起的急性食物中毒。中毒潜伏期长短不一,可10分到17小时不等,大多为食后2~8小时。一般潜伏期越短,中毒症状越重。

霉变甘蔗中毒的症状可分为三级:轻度中毒首先表现为恶心、呕吐、腹痛等消化道中毒症状,并同时或随后出现头昏、头痛、视物不清、复视、不能站立或不能坐等一般神经中毒症状,可在24小时后较快恢复,不留后遗症。中度中毒是在轻度中毒症状的基础上,胃肠道症状加重,恶心、呕吐频繁、神智恍惚,并可出现嗜睡、昏迷。重度中毒,则在剧烈呕吐后出现阵发性痉挛抽搐,抽搐时眼球偏侧凝视(大多向上),四肢僵直、屈曲、内旋,手呈鸡爪样,面部肌肉颤动,大小便失禁。抽搐每次持续1~2分钟,1天可发作数次至十几次。抽搐发作后常陷入昏迷、瞳孔散大等,也有的呈强迫体位或瘫痪。目前无特效解毒药,重度中毒者的后遗症发生率和病死率均较高,达50%。常见后遗症有痉挛性瘫痪、语言障碍、吞咽困难、眼睛同向偏视、四肢强直等,很少恢复。死亡多发生于发病后1~3天,死亡原因主要是呼吸衰竭。重症及死亡者多为儿童。

3.霉变甘蔗中毒的处理

在吃甘蔗后一旦出现上述症状,就应考虑是否吃到霉变甘蔗发生中毒,这时可适当喝些盐水或浓茶水,或吃些绿豆汤解毒。同时注意休息、保暖,并以最快的速度送到医院接受专业的洗胃、灌肠处理以尽早排除毒物,获得对症支持治疗。

4.预防霉变甘蔗中毒的措施

防止甘蔗霉变是关键:(1)甘蔗成熟后再收割,因不成熟的甘蔗更容易霉变,收割后防冻,最好是随割随卖,不要存放;(2)贮存及运输中要防冻防伤,定期对甘蔗进行感官检查,防止霉菌污染繁殖,已霉变的甘蔗禁止出售。其次是我们消费者要挑选新鲜的甘蔗购买,霉变甘蔗不买、不吃。

贴·心·话

作为消费者,你会辨认新鲜和霉变的甘蔗吗?我们在购买甘蔗时要注意"眼看、手摸、鼻嗅":

新鲜甘蔗:看上去外观色泽光滑,干净无霉点,去皮后蔗肉呈乳白色不发红;摸起来质地坚硬;闻之有清香味。

变质霉变甘蔗:甘蔗色泽差,有暗灰色斑点,在末端(即梢头)出现絮状或茸毛状的白色物质,表示已霉变,有的在节与节之间或小节上可见虫蛀痕迹;切开后蔗肉(剖面)颜色略深,呈浅黄色、棕褐色或灰黑色,轻微者在纵向的纤维中可见粗细不一的红褐色条纹,结构疏松;质地较软,硬度差,用手掐感觉像糠萝卜;气味难闻,有酸馊霉坏味或酒糟味或呛辣味。

此外,削皮后的甘蔗应尽快吃完,否则在长时间存放之后会出现红丝,这样的甘蔗也尽量不要吃。

喜欢喝甘蔗汁的朋友,也最好现买现削现榨甘蔗,随榨随饮,这样才能吃到放心的甘蔗汁。

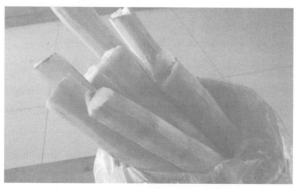

去皮的甘蔗

十二、霉变红薯中毒

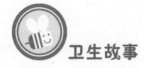

卫生故事

食霉变红薯干致主人及爱犬中毒

2010年3月11日中午,河北省唐山市丰润区闫某将霉变的熟红薯干清洗、蒸软,然后将红薯皮扔给家中养的两只狗,自己将薯心吃掉。下午,两只狗发出尖叫,出现呕吐、抽搐症状,很快死亡。当晚11时左右,闫某出现上腹部不适、胸闷等反应。经解放军255医院中毒重症科的医生了解,发现闫某食用的剩余红薯干表面有大量霉菌生长及黑斑,考虑诊断为霉变红薯致人畜急性中毒,给予闫某对症处理后,闫某回家服药。13日上午10时,闫某出现舌根僵硬、口唇麻木,继而失语、四肢无力等症状,经市工人医院头部核磁共振检查,排除闫某脑血管病变,考虑为食物中毒,闫某再次被急转至解放军255医院中毒重症科救治。经抢救,6小时后闫某病情平稳,12小时后症状逐渐好转,脱离危险。医院诊断闫某与食用红薯皮的狗为霉变红薯致人畜急性中毒。

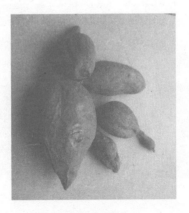

黑斑病红薯

互动讨论

1.红薯怎么霉变的？又是什么物质引起霉变红薯中毒的呢？

2.霉变红薯中毒有哪些表现？严重吗？

3.红薯是最好的保健食品,我们爱吃也经常吃,怎么区分新鲜红薯与霉变红薯呢？又怎么防止红薯霉变呢？

我们的应对

红薯(又名甘薯、甜薯、地瓜等)味道甜美,营养丰富,又易于消化。红薯含有丰富的糖、蛋白质、纤维素和多种维生素以及钾、铁、铜、硒、钙等10余种微量元素和亚油酸等,其中β-胡萝卜素、维生素E和维生素C特丰富,营养价值很高,被营养学家们称为"营养最均衡的保健食品"。特别是红薯含有丰富的赖氨酸,而大米、面粉恰恰缺乏赖氨酸,故红薯与米面混吃正好可发挥蛋白质的互补作用。就总体营养而言,红薯可谓是粮食和蔬菜中的佼佼者,欧美人赞它是"第二面包",法国人称它是当之无愧的"高级保健食品"。难得的是红薯属碱性食品,与很多水果、绿色蔬菜一样,有利于调节人体的酸碱平衡。红薯最大的功效是能够调节肠道,对防治习惯性便秘十分有效;同时吃红薯能保持血管弹性,降低血中胆固醇,可防止心脑血管病等"现代病"。日本国家癌症研究中心公布的20种抗癌蔬菜"排行榜"中红薯雄居榜首,美国医学专家也从红薯中提取出一种活性物质——去雄酮,它能有效地抑制结肠癌和乳腺癌的发生。但是有霉点、变硬的红薯不能吃,因被黑斑病菌污染,含有甘薯酮、甘薯醇等耐热毒素,我们无论是生吃或者熟吃霉变红薯均可引起中毒,出现消化系统和神经系统的中毒症状。

 各个击破

1.中毒原因

红薯由于贮藏不当,受到黑斑病菌污染后,表面会出现黑褐色斑块,黑斑病菌中的毒素可使红薯变硬、发苦等,称为黑斑病,食用黑斑病红薯可引起人畜中毒。黑斑病菌是一种霉菌,它们多寄生在红薯的破皮、裂口处,被侵害部位呈淡黄色,与空气接触后即变成褐色或黑色,病变部位较硬,表面稍凹陷,食之味苦。它们产生的毒素主要有甘薯酮、甘薯醇、甘薯宁、4-薯醇等,这些毒素耐热性较强,使用煮、蒸和烤的方法均不能使之破坏,因此无论是生吃或者熟吃霉变红薯均可引起人畜中毒。霉变红薯中毒主要发生在农村地区。

2.中毒表现

中毒潜伏期一般为1~24小时,轻者主要表现为恶心、呕吐、腹痛、腹泻、食欲减退,并有头晕、头痛症状;重者还会出现肌肉震颤及痉挛、心悸、呼吸困难、视物模糊、四肢乏力、麻木、抽搐、神志不清、嗜睡、昏迷、瞳孔散大等,3~4天后体温升高。严重者可导致死亡,病死率可达16%。

3.中毒处理

霉变红薯中毒没有特殊疗法。如食用霉变红薯后出现恶心、呕吐、头痛、抽搐等症状,要及时到医院进行救治。治疗原则是采取急救措施和对症治疗。急救措施主要有催吐、洗胃、导泻,以减少毒素的吸收;对症治疗主要是补液,改善胃肠炎症状和神经系统症状。

4.预防霉变红薯中毒措施

(1)防止红薯被霉菌污染,在收获、运输和贮存过程中防止薯体受伤,在贮存前可将红薯表皮晒干;贮存地窖应选择地势高、干燥、不漏水处,垫草要洁净。(2)经常检查贮藏的红薯,如发现有褐色或黑色斑点,应及时选出,防止病菌扩散。(3)种植在低洼处的红薯或被水淹过的红薯应尽早食用。(4)要会识别并且不食用霉变红薯,霉变红薯的表面有圆形或不规则的黑褐色斑块,薯肉变硬,具有苦味、药味。(5)已发生黑斑病的红薯,若轻微霉变可去掉霉变及其周围部分的薯皮、薯肉,浸泡煮熟后

少量食用;多则弃之。

贴·心·话

1.吃红薯注意点

红薯含有膳食纤维,胡萝卜素,维生素 A、B、C、E 及钾,铁,铜,硒,钙等,营养价值很高,是世界卫生组织评选出来的"十大最佳蔬菜"冠军。但红薯吃起来也有讲究。第一,红薯一定要蒸熟煮透再吃,因为红薯中的淀粉颗粒不经高温破坏,难以消化;高温加热还能使可溶性纤维易消化,使其糖链变短,增加红薯甜味。第二,不能吃得过多。首先,红薯含有一种氧化酶,这种酶容易在人的胃肠道里产生大量二氧化碳气体,如红薯吃得过多,会使人腹胀、呃逆、放屁。其次,红薯含糖较高,吃多了可刺激胃酸大量分泌,使人感到"烧心"。胃由于受到过量胃酸的刺激而收缩加强,胃酸即可倒流进食管,发生吐酸水的症状。再次,红薯的糖分多,身体一时吸收不完,剩余部分停留在肠道里容易发酵,使腹部不适。第三,由于红薯缺少蛋白质和脂肪,故不可单吃,如此它缺少的营养物质才可以通过其他食物加以补充。

2.吃红薯的最佳时间选择

红薯缺少蛋白质和脂质,因此要搭配蔬菜、水果及蛋白质食物一起吃,才不会营养失衡。红薯最好在中午吃,这是因为我们吃完红薯后,其中所含的钙质需要在人体内经过 4~5 小时进行吸收,而下午的日光照射正好可以促进钙的吸收。如此,在午餐时吃红薯,钙质可以在晚餐前全部被吸收,不会影响晚餐时其他食物中钙的吸收。

3. 红薯挑选妙招

与白瓤的相比,红瓤的营养价值较高。在买红薯时,应挑选红瓤的、颜色较深的,这类红薯含有比较丰富的胡萝卜素,利于增强人体免疫力,还能防癌。

第四篇
吃出来的疾病

　　同学们，有句话叫做"病从口入"。健康是一个人最大的财富，是幸福的基础，也是做人的责任，要有一个健康的体魄，讲究卫生就是最基本也是每个人都能做到的预防疾病的方法。只要讲究卫生，注意预防，尤其是在传染性疾病流行季节，尽量避免前往空气疏通不畅、人口密集、卫生差的场所，那我们日常中常见的甲肝、戊肝、手足口病、脊髓灰质炎等疾病都是可以避免的哦！因此只要我们时刻谨记，并身体力行，那么大多数的食源性疾病都是可以预防的。接下来，我们就为大家介绍一些常见的食源性疾病，以及一些预防的措施。

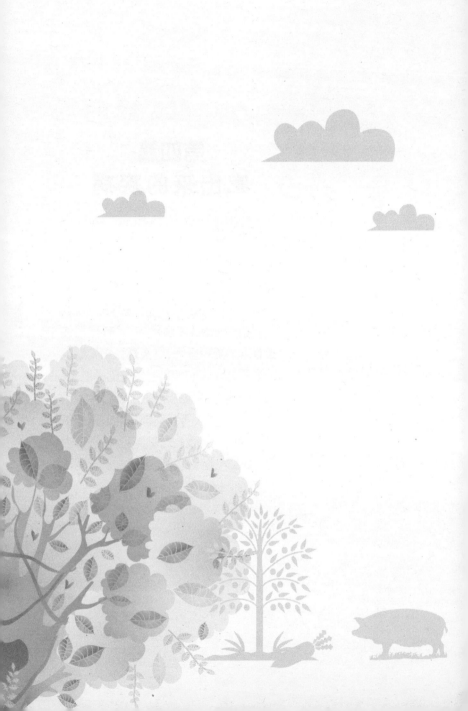

一、甲型病毒性肝炎

卫生故事

甲型肝炎病毒（HAV）是罪魁祸首

1988年上海发生了一起震惊全国的甲型肝炎大流行，发病人数多达310746例，死亡47人，直接经济损失超过10亿元人民币，是历史上最大的一次甲型肝炎大流行。经调查，引起这次甲型肝炎大流行的罪魁祸首是摄入被HAV污染的毛蚶。毛蚶、牡蛎、文蛤等生活在近海下水道口，通过过滤大量海水获取食物，同时将HAV含量提高约100倍，并在体内存活较长时间。我国沿海地区居民常有生食或半生食（仅用开水烫）毛蚶、泥蚶等习惯，居民生食或半生食这类被HAV污染的食品，可引起甲型肝炎。

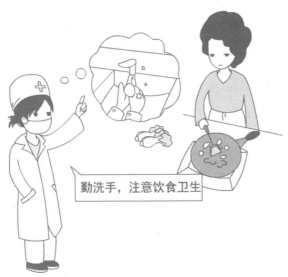

勤洗手，注意饮食卫生

互动讨论

1.甲型肝炎有哪些表现呢？

2. HAV是如何引起人死亡的呢？

3.HAV有何特点？如何污染食物的？有办法避免其危害吗？

4.如果自己或者亲朋好友得了甲型肝炎该怎么办？有哪些需要注意的呢？如何调理呢？

我们的应对

甲型病毒性肝炎是因感染了HAV引起的,HAV主要通过"粪—口"途径传播,导致甲型肝炎在人与人之间的流行。急性甲型肝炎一般起病较急,多有怕冷、发热、无力、吃饭不香、想吐、尿色发黄等表现,病程一般2~3个月,预后较好。不过也有病情重者引起死亡的,总的病死率为0.1%~0.2%。我们青少年朋友应了解甲型肝炎是怎么得的,能识别甲型肝炎患者,才能从容与亲友中的甲型肝炎患者相处并保护好自己。

各个击破

1.HAV个人档案

HAV全称甲型肝炎病毒,能引发甲型肝炎,是一种传染性较强的病毒。HAV能在病人的大便、血液、胆汁及肝细胞中生存。在外界环境中的存活能力很强,在清水、污水和土壤中,12周后仍有部分存活(0.1%~3.2%);在25℃的海水及海水沉积物中3个月后还分别有0.1%及2%存活;在12℃~24℃的东方牡蛎中5天有大于10%存活。将粪便(20%)涂于塑料表面干燥后,25℃的条件下7天、14天及30天仍分别有14%、4.6%及0.4%存活。但HAV对甲醛(福尔马林)、氯、紫外线敏感;对高温敏感,如加热80℃5分钟、98℃1分钟可以完全灭活。因此,常用煮沸法进行消毒。

2.祸起饮食——甲型肝炎的传播途径

HAV 主要经"粪—口"传播。即带有病毒的粪便污染了水源或食物,健康者(易感人群)吃了被污染的水和食物,即可生病。在我国,甲型肝炎的发病一般无明显的季节性,不过秋冬季节多见,但有明显的地域性,尤其是广大农村地区,粪便无害化程度很低,粪便直接排入江河,或污染水源或作为肥料;若不注意饮水、饮食卫生和个人卫生,便给甲型肝炎的传播创造了条件。沿海地区有生食或半生食海产品(如毛蚶、牡蛎等)的习惯,也容易发病。另外,在人口密集、居住拥挤的地方如学校发病率也较高。1956 年在丹麦,有一个 135 人的夏令营,学生年龄 10~12岁,回家后不久有 49 人发生甲型肝炎。经调查,夏令营学生饮用农村一口井中的水,该井的主人的女儿患有甲型肝炎,她是 HAV 的传染源。

3.作案对象

1979 年以来我国曾作过 3 次全国性病毒性肝炎流行病学调查,发现成人多因早年隐性感染 HAV 而获得免疫力。初次接触 HAV 的儿童,因为对 HAV 无免疫力,容易被感染,所以甲型肝炎以学龄前儿童发病率最高,青少年次之,男女之间无差别,农村发病率高于城市。10~15 岁时HAV 感染率已接近人群高峰。我国 40 岁以上的人 90%以上已感染过HAV,已获得对 HAV 的免疫力。发达国家及我国京、津、沪、粤及经济发达地区,由于卫生条件改善、卫生知识的普及,儿童时期感染 HAV 的机会减少,易感人群年龄也见后移,30 岁以上成年人甲型肝炎患者占31.2%。1988 年上海甲型肝炎暴发流行时,20~39 岁年龄组高达 89.5%。

4.甲型肝炎病人的表现

许多感染者毫无症状而呈隐性感染或亚临床发病。甲型肝炎病人在感染 HAV 2~6 周后(此期被称作潜伏期)发病,起病较急,病程 2~3 个月,黄疸(眼睛巩膜、皮肤发黄)愈严重的病程愈长,无黄疸的病程较短,少有超过半年,一般不发展为慢性肝炎。根据有无黄疸,分为急性黄疸性肝炎和急性无黄疸性肝炎。前者多有畏寒发热,体热 38℃~39℃左右、全身无力、胃肠道症状(厌食、厌油、恶心、呕吐、上腹部饱胀不适或腹泻)和尿色变黄渐至浓茶样,随后眼睛巩膜、皮肤变黄,大便的颜色反而变浅;部分病人轻轻按压右上腹(肝区)有疼痛感。后者是最常见的,症状较轻,主要有全身无力和胃肠道症状。

　　另有很少部分病人表现为重型肝炎和急性淤胆性肝炎。前者起病急,且来势汹汹,病人极度无力,胃肠道症状重,很快可出现性格变怪、计算能力下降、意识模糊、嗜睡、皮肤瘀斑、牙龈出血、吐血、便血等现象;由于大量肝细胞急性死亡导致急性肝功能衰竭及其多种并发症,病人很容易死亡。后者主要是黄疸持续时间长,一般超过3周,伴有皮肤瘙痒、大便颜色浅,其他与急性黄疸性肝炎类似。

5.得了甲型肝炎该如何办

　　甲型肝炎传染源是急性期病人和隐性感染者,在潜伏期后期(发病前1~3周)及黄疸出现前数日传染性最强,至黄疸出现后传染性迅速降低。由于病人在黄疸出现后2周粪便仍可能排出病毒,故患者应隔离至发病后3周。因此,虽然甲型肝炎病人绝大多数能自愈,仅需休息,注意合理营养,一般对症治疗即应用抗炎保肝药物,不需要抗病毒治疗,即可恢复。但仍建议病人最好在医院住院治疗,一方面可以隔离,以免造成更大范围的传播,另一方面在医护人员的观察下,可根据病情,随时调整治疗方案,有利于身体康复。

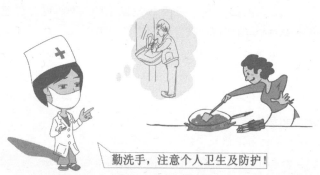

勤洗手,注意个人卫生及防护!

　　要预防甲肝,必须注意饮食卫生,要勤洗手,菜要先洗干净,水产品一定做熟了再吃。

甲型肝炎的预防

　　在日常护理和调养中要注意休息和饮食。

　　休息:在肝炎症状明显尤其是黄疸时期,需卧床休息。平卧时肝脏的血流量比站立时至少增加40%,有利于肝细胞功能的恢复。恢复期则应酬情逐渐增加活动,但要避免过度疲劳。卧床休息阶段,特别要注意在每次进食后平卧休息,严格禁止饭后散步。肝功能正常后1~2个月,可以逐渐恢复工作。

饮食:应根据食欲、病情、病期及营养情况适当调整。病初食欲差、厌油,可吃低脂半流食,好转后可吃高蛋白质及维生素丰富的食物,适当增加脂肪在食物中的含量,有利于恢复体重。应注意食品种类的多样化,以促进食欲,防止偏食。食量基本正常者,不必特别补充葡萄糖及大量维生素。肥胖显著者应限制食量,以防止发展为脂肪性肝病,绝对禁酒。

6.预防甲肝,从我做起

HAV通过口腔经胃肠进入血液,引起病毒血症,然后进入肝脏,在肝细胞内繁殖。于发病前1~3周,HAV通过胆管进入肠道,随大便排出,粪便排入江河,污染水源,或作为肥料;若不注意饮水、饮食卫生和个人卫生,健康者(易感人群)进食了被污染的水和食物,即可患病。甲型肝炎潜伏期后期、急性期早期(黄疸出现后2周)和无症状的亚临床感染者,是最危险的传染源。他们的粪便中含大量HAV,特别是甲型肝炎潜伏期患者,无症状或症状轻微者不易被重视和确诊。从传染源管理的角度采取措施很难,因此把预防重点放在切断"粪—口"传播上,即只要把好"病从口入关",是完全可以预防的。具体地讲,要做好以下几件事:

勤洗手:自觉养成外出归来后洗一洗手、餐前便后洗手的良好卫生习惯;洗手前最好用肥皂擦一擦,然后再用流水冲洗,注意把手指、手掌、手背的各个面都要洗干净。

不喝生水喝开水:甲型肝炎病毒对外界的抵抗力虽然强,但是在98℃1分钟就能杀灭,所以,喝开水(100℃)是预防甲型肝炎行之有效的措施,特别是幼儿园、中小学校等人群集中的地方更应该保证供应开水。

碗筷和瓜果蔬菜等直接入口的食品洗涤要用清洁卫生的水;河水难免会受到HAV的污染,特别是农村卫生条件相对较差,很易通过污染的河水流行和传播肝炎,所以,应该做到碗筷和瓜果蔬菜等直接入口的食具、食品不能在河水里洗涤。

不买、不吃不洁食品:不生食用粪便、污染水浇灌过的蔬菜、瓜果,不吃未煮熟的贝壳类食物和海产品,不用手直接取食物;生食与熟食的切菜板、刀具和贮藏容器等应严格分开,防止污染;有些油炸食品,强调食品的鲜、香、嫩,油炸时间较短,表面已熟透,但里面的温度却不能够杀灭HAV,吃了就有可能染上肝炎;目前,街头巷尾无证熟食摊贩供应的熟食很不卫生,一边在收钱,一边又用收钱的手切菜,最好不买,如果买了回家后需回锅煮熟或用微波炉加热后再食用;共用餐具要消毒,最好实行分餐制。

对特殊人群注射丙种球蛋白:在我国,40岁以上的人90%以上已感染过HAV,血中可检测到HAV的抗体,已获得了免疫力;对密切接触过甲型肝炎患者的易感成人和儿童,应及时肌肉注射丙种球蛋白,剂量为每公斤体重0.02~0.05mL,注射时间越早越好,不宜迟于2周。

贴·心·话

一旦感染过HAV,人体产生了抗HAV的抗体,就获得了免疫力,也就是说再次感染HAV,一般不发生甲型肝炎。因此,疫苗就显得尤其重要。普遍接种甲型肝炎疫苗是降低发病率,甚至消灭甲型肝炎的重要措施。

目前,已研制出HAV减毒活疫苗和HAV灭活疫苗。

我国研制的HAV减毒活疫苗,已于1987年对12名健康自愿者进行了试验性接种,20周后,12人血液中全都出现HAV抗体,无任何不舒服的反应,肝功能正常。目前我国接种HAV减毒活疫苗(H2减毒株)的人数已达数千万人,保护率达95%~100%,未发现不良反应,可获得持久乃至终生的保护。HAV减毒活疫苗的接种对象为甲型肝炎易感者(1岁以上儿童和成人),用法为上臂皮下注射,剂量为1次1mL。但有下列情况之一者不能接种:(1)患有肝炎、发热、急性传染病者;(2)患有急性或严重慢性疾病者;(3)免疫缺陷症或免疫抑制剂使用者;(4)严重过敏者。

HAV灭活疫苗,国外已有几种正式批准生产的品种,灭活疫苗的主要缺点是需要多次注射,人群免疫负担重;特别是它主要诱发抗体反应,不能诱发类似自然感染的全面免疫保护反应,保护时间不长。

二、戊型病毒性肝炎

卫生故事

戊型肝炎病毒(HEV)是罪魁祸首

1955年12月,印度新德里一个小城镇发生大暴雨,大雨使大量粪便溢出,污染了自来水公司水源,广大群众饮用了被污染的水,引起了戊型病毒性肝炎(简称戊型肝炎)大流行。1955年12月至1956年1月发病人数97000人,这是世界上第一次报道的戊型病毒性肝炎大暴发流行。1986年9月至1988年4月,中国新疆南部暴发流行,共发病119280起,死亡707人,是迄今为止世界上最大的一次戊型肝炎流行。两次戊型肝炎大流行,均是戊型肝炎病毒污染了水源引起的。

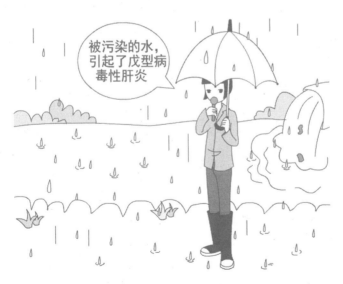

互动讨论

1. HEV有何特点？如何污染食物的？有办法避免其危害吗？

2. 戊型肝炎有哪些表现呢？

3. HEV是如何引起人死亡的呢？

4. 得了戊型肝炎,我们该怎么办呢？

我们的应对

戊型病毒性肝炎是因感染了HEV引起的,主要通过"粪—口"途径传播,也能通过输血、性接触、母婴传播,导致戊型肝炎在人与人之间的流行;戊型肝炎也可能在动物与人之间流行。戊型肝炎表现为亚临床型和临床型感染,儿童亚临床型感染较多,成人则以临床型感染多见。绝大部分患者呈急性起病,分急性黄疸型和急性无黄疸型,其临床表现与甲型肝炎相似,但其黄疸前期更长,症状更重。主要表现有发热、乏力、厌油、纳差、恶心、呕吐、上腹部不适、尿黄、肝肿大及血清转氨酶升高,也存在"热退黄疸出现"的特点。肝功能多数于6周恢复正常,全病程约4~6周。少数患者呈急性重型肝炎和亚急性重型肝炎的临床经过。戊型肝炎病死率一般为1%~2%,比甲型肝炎病死率(0.1%~0.2%)高;妊娠后期合并戊型肝炎较易发生暴发性肝衰竭,其病死率更高。我们青少年朋友在了解戊型肝炎的发生、表现、结局后,要能识别戊型肝炎患者,注意休息与营养;注意个人生活卫生,做到健康成长。

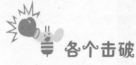

各个击破

1.HEV个人档案

HEV全称为戊型肝炎病毒,能引发戊型肝炎。HEV颗粒呈球形,无包膜,是一种RNA病毒;直径27~38nm,平均32.2nm。HEV不稳定,对高盐、氯化铯、氯仿敏感,反复冻融(-70℃~8℃)以及在蔗糖溶液中可结成团块而使活性下降。在碱性环境中较稳定,在镁离子和锰离子存在下可保持病毒的完整性。

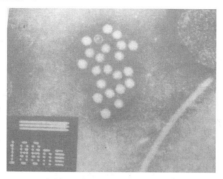

电镜下的戊型肝炎病毒颗粒

2.祸起饮食——戊型肝炎的传播途径

HEV与HAV传播途径相似,即消化道传播,主要为"粪—口"途径。即带有病毒的粪便污染了水源或食物,健康者(易感人群)吃了被污染的水和食物,即可生病。戊型肝炎的传染源为戊型肝炎患者及隐性感染者。用电子显微镜观察戊型肝炎发病前后的病人粪便,于发病前1~4日HEV检出率为100%,发病后1~3日为70%,4~6日为40%,7~9日为25%,10~20日为14.5%,发病3月后未能检出HEV,说明潜伏期末和急性期初传染性最强。HEV也可通过输血途径传播。血友病患者、静脉药瘾者、血液透析患者HEV感染率较高,因有输血后戊型肝炎的存在等均提示HEV可经肠道外传播。同性恋者HEV感染率高,提示HEV可能经性传播。新生儿出生时的血和脐带血存在抗－HEV和HEV RNA,提示母婴传播的可能。

3.作案对象与流行情况

一般认为,居住拥挤和水源卫生差的国家和地区发病率高,发达国家仅见散发报道,且大多数与曾到戊型肝炎疫区旅游有关。我国从1980年以来,新疆、辽宁、吉林、内蒙古和山东出现过本病流行,其中以1986年9月新疆南部地区发生的流行最为突出,持续达20个月之久,发病近12万例(发病率3.0%)。流行资料显示男性患者超过女性1~4倍,75%的病例在16~35岁。一般认为本病无慢性化过程,也无慢性HEV携带者,但我国新疆的病例中向慢性化发展者占12%。

戊型肝炎主要有4种流行模式。(1)水源型:引起流行的主要模式,系因水源污染所致。国内9次本病流行中有5次系水源污染所致。水源型可分为两种:一种长期流行,多系水源持续污染所致;另一种为短期流行,约数周即停止,多因水源一次性污染而引起。(2)食物型:我国报道4次食物型戊型肝炎爆发,其中2次与聚餐有关,推测是由于食物被处于潜伏期的炊事员粪便污染所致。美国、英国也有因进食水生贝壳类动物而传染本病的报道。(3)接触型:通过日常生活接触传播。(4)输入型:已有报道戊型肝炎病例由巴基斯坦、印度、尼泊尔输入美国。美国发生91例急性戊型肝炎,75%系印度移民,大多数于发病前不久到达该地,故发生HEV感染的时间应在其移民之前。乌鲁木齐市曾发生100多例输入性急性戊型肝炎,患者均于发病前2个月内去过新疆南部地区出差或休假、探亲、旅游。

4.戊型肝炎病人的表现

戊型肝炎潜伏期2~9周,平均6周,人感染HEV后表现为亚临床型和临床型感染,两者比例5:1~4:1,即感染HEV后75%~80%的人无或仅有轻微症状,而不被发现。儿童亚临床感染较多,成人则以临床型感染多见。绝大部分患者呈急性起病,包括急性黄疸型和急性无黄疸型,二者之比约为1:13,即无黄疸型远远多于黄疸型。15岁以下儿童感染HEV后发展成黄疸型的机会不到1%。戊型肝炎临床表现与甲型肝炎相似,但其黄疸前期更长,症状更重,此期持续约1~10天,主要表现为发热、乏力、厌油、纳差、恶心、呕吐、上腹部不适、尿黄、肝肿大及血清转氨酶升高。戊型肝炎也与甲型肝炎一样,存在"热退黄疸出现"的特点。黄疸期,持续15~40天,乏力、厌油、纳差等症状仍然存在,尿黄更明显,并出现眼黄,皮肤发黄;血清总胆红素、直接胆红素、转氨酶升高,肝功能多数于6周恢复正常,全病程约4~6周。戊型肝炎胆汁淤积症状(如灰白色大便、全身瘙痒等)较甲型肝炎为重。大约20%的急性黄疸型戊型肝炎患者会发展成淤胆型肝炎。部分患者有关节疼痛。少数患者呈急性重型肝炎和亚急性重型肝炎的临床经过。

戊型肝炎是一种自限性疾病,一般不会发展成慢性肝炎。但孕妇、特别是妊娠晚期感染者病情较重,爆发性戊型肝炎发生率较高,病死率可高达 10%~20%。乙型肝炎表面抗原(HBsAg)携带者重叠感染 HEV(先感染乙型肝炎病毒后再感染 HEV)后病情较重。印度报告,80.7%的爆发性肝炎与 75.5%的亚急性肝坏死为 HBsAg 携带者重叠感染 HEV。

5.得了戊型肝炎该如何办

急性戊型肝炎无特效治疗措施,绝大多数能自愈(即自限性疾病),仅需休息,注意合理营养和一般对症、保肝处理即可恢复。急性期患者,最好在医院住院治疗。一方面可以隔离,以免造成更大的传播,另一方面在医护人员的观察下,可根据病情,随时调整治疗方案,有利于身体恢复。在日常护理和调养中同甲型肝炎,要注意休息和饮食。

6. 戊型肝炎病人结果会怎样

戊型肝炎一般预后良好。急性戊型肝炎可有较长时间的胆汁淤积,但至今未发现慢性肝炎,二次感染病例少见。戊型肝炎病死率一般为 1%~2%,最高达 12%,比甲型肝炎病死率(0.1%~0.2%)高。妊娠后期合并戊型肝炎较易发生爆发性肝衰竭,其病死率高达 10%~20%,最高可达 39%。戊型肝炎主要死因依次为合并脑水肿、肝肾综合征、产后出血、脑疝及上消化道出血。

7. 戊型肝炎的预防

戊型肝炎的传染源为戊型肝炎患者及隐性感染者,戊型肝炎患者的粪便和呕吐物中,带有大量的 HEV,病毒随粪便和呕吐物排出体外,通过水、食物或手经口传染给健康人("粪—口"传播途径),即消化道传播。传染源及主要传播途径与甲型肝炎相似,预防策略的核心是"切断传播途径",只要真正做到饮水、饮食和手的卫生,牢牢把住"病从口入"关,是完全可以预防的,具体措施可参照甲型肝炎。

戊型肝炎的预防最终要取决于戊型肝炎疫苗的应用。有报道戊型肝炎疫苗研究已成功,有待进一步完善。

贴心话

最近研究发现,动物可能是一种 HEV 的重要传染源,并可能作为

HEV 的贮存宿主。家猪、羊和野鼠中存在 HEV 自然感染。有人对台湾 10 个养猪场的 275 头猪进行调查,发现猪血清抗 - HEV IgG 阳性率为 37%。进一步研究发现人和猪 HEV 分离株同源性高达 97.3%。为了确定猪 HEV 传染给人的危险性,对 30 名运输猪的商人、20 名猪肉销售商人和 50 名正常对照人群进行血清抗 - HEV IgG 检测,结果显示血清抗 - HEV IgG 阳性率分别为 26.7%、15% 和 8%,提示存在猪传给人的可能性(接触型)。

三、手足口病

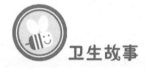

卫生故事

两天夺人命,手足口病害死人

据羊城晚报 2012 年 5 月 11 日消息:10 日凌晨 5 时多,东莞一名 3 岁半的男孩疑似患手足口病在黄江医院救治无效死亡。死者家属称,医院的死亡证明写的是重症手足口病。

小男孩的亲属告诉羊城晚报记者,5 月 8 日下午,小男孩就读的长龙幼儿园打电话告诉家长,小孩在学校发烧了,要家长将小孩带回去。当天,孩子的家长带小孩到长龙卫生站打针,烧退了些。5 月 9 日上午,小孩又发烧了,再到长龙卫生站打针,但烧未退;下午,小孩在长龙卫生站打针时开始呕吐,随后被送往黄江医院医治。5 月 10 日 5 时多,小孩经救治无效死亡。"医院的死亡证明上写的是重症手足口病。"另一小孩的爸爸柴先生说,他的女儿也感染疑似手足口病,幸好病情轻微,目前已经得到控制。

参与处理此事的黄江政府工作人员表示,男孩疑似手足口病死亡,其就读的长龙幼儿园将停课 15 天并进行全面消毒。

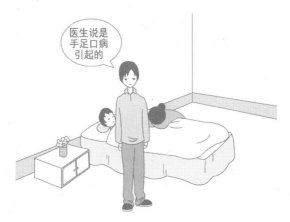

互动讨论

1.手足口病是如何发生的?

2.手足口病是如何传播的?

3.手足口病有哪些表现?结局如何?

4.手足口病需如何护理、治疗?

5.手足口病可以预防吗?

我们的应对

手足口病系由肠道病毒引起的一种急性传染病,主要经"粪—口"途径传播,其次是经呼吸道飞沫传播。多数病人突然起病,主要侵犯手、足、口、臀四个部位,但同一病人不一定全部出现。临床上有不痛、不痒、不结痂、不结疤的四不特征。病人有口腔溃疡、流涎拒食、口腔疱疹、手或足的班丘疹或疱疹,疱疹一般无疼痛及痒感,愈合后不留痕迹。部分患儿可伴有咳嗽、流涕、食欲不振、恶心、呕吐、头疼。该病为自限性疾病,多数预后良好,不留后遗症。我们青少年朋友要认真学习了解手足口病的发生、表现,要能识别,特别是家有小弟弟、小妹妹的。得了该病也不必惊慌,注意休息与隔离。平时要注意个人生活卫生,才能健康成长。

各个击破

1.手足口病的发生

手足口病并不是一种新发传染病,1957年新西兰首次报导该病,1958年分离出埃可病毒(简称ECHOV),1959年命名为"手足口病"。手足口病系由肠道病毒引起的一种急性传染病。肠道病毒家族很大,约有70多种。其中引起手足口病的肠道病毒有20多种,如肠道病毒71型(简称EV71),柯萨奇病毒A组(简称Cox A)4、5、9、10、16型等和B组(简称Cox B)2、5型等,ECHOV及其他肠道病毒,其中以EV71和Cox A16最为常见。我国于2008年5月2日起,将手足口病列为丙类传染病管理。

2.手足口病的侵犯对象

手足口病一年四季均可发病,但以夏、秋季多见。除ECHOV4、6、9、30、33型和Cox B病毒在成人和较大儿童中仍有较多感染外,其余大多数肠道病毒感染者均为15岁以下儿童,尤其是0~4岁的婴幼儿感染者较多。

人群对引起手足口病的肠道病毒普遍易感,但以隐性感染为主,显性感染和隐性感染后人体均可产生相应的特异性中和抗体及肠道局部抗体。由于肠道病毒分布广泛、传染性强,婴儿出生后随着年龄增长,感染机会不断增多,所以大多数在婴幼儿时期已经感染当地流行的几种肠道病毒。到青少年和成年时期,当地大多数人已通过感染获得相应的免疫力。

婴儿是肠道病毒的主要感染对象,也是主要传播者,传播从儿童到儿童。这种传播在托儿所和儿童比较多的大家庭中较为多见;居住拥挤和家庭卫生条件差是促进病毒传播,引起聚集性发病的重要原因。病毒在托儿机构传播时可以通过儿童将感染的肠道病毒引入家中,一旦病原引入家庭,不论家庭大小、居住环境如何,无免疫力的家庭成员极容易被感染。

3.手足口病的传播

引起手足口病的肠道病毒主要经"粪—口"途径传播,其次是经呼吸道飞沫传播。本病在发病的第一周传染性最强。患者和病毒携带者的粪便、呼吸道分泌物及患者的黏膜疱疹液中含有大量病毒,接触这些排泄物、分泌物或由其污染的手、毛巾、手绢、水杯、牙刷、玩具、食具、奶具、床上用品、内衣以及医疗器具等,均可传播本病。流行地区的苍蝇、蟑螂可机械携带病毒,对传播本病起一定作用。门诊交叉感染和口腔器械消毒不合格亦是造成传播的原因之一。

4.手足口病有哪些表现

该病的潜伏期为2~7天。没有明显的前驱症状,多数病人突然起病。主要侵犯手、足、口、臀四个部位;临床上有不痛、不痒、不结痂、不结疤的四不特征。初期可有轻度上呼吸道感染症状。由于口腔溃疡疼痛,患儿流涎拒食。口腔黏膜疹出现比较早,起初为粟米样斑丘疹或水疱,周围有红晕,主要位于舌及两颊部,唇齿侧也常发生。手、足等远端部位出现或平或凸的班丘疹或疱疹,皮疹不痒,斑丘疹在5天左右由红变暗,然后消退;疱疹呈圆形或椭圆形扁平凸起,内有混浊液体,长径与皮纹走向一致,如黄豆大小不等,一般无疼痛及痒感,愈合后不留痕迹。手、足、口处的病损在同一患者不一定全部出现。水泡及皮疹通常会在一周内消退。部分患儿可伴有咳嗽、流涕、食欲不振、恶心、呕吐、头疼。该病为自限性疾病,多数预后良好,不留后遗症。极少数患儿可引起脑膜炎、脑炎、心肌炎、弛缓性麻痹、肺水肿等严重并发症。

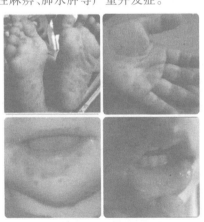

手足口病的表现

5.手足口病的预后

手足口病有自愈倾向,一般发病3~4天后会自然消退,口腔溃疡发病后数周逐渐愈合,且愈后不留疤痕,预后良好。病后可获得对同型病毒手足口病的免疫力,但非终身。

6.手足口病的护理、治疗

临床上目前缺乏特异、高效的抗病毒药物。临床主要以对症处理及良好护理为主。

注意休息与饮食:适当休息,患儿一周内应卧床休息,多饮温开水。患儿因发热、口腔疱疹,胃口较差,不愿进食,故饮食宜选择清淡、可口、易消化、富含维生素的食物,口腔有糜烂时可以吃一些流质食物。食物温度不宜过高,食用过热的食物可以刺激破溃处引起疼痛,不利于溃疡愈合;禁食冰冷、辛辣、咸等刺激性食物。

对患儿及其用品注意消毒隔离:避免交叉感染,首先应将患儿与健康儿隔离。患儿应留在家中,直到体温正常、皮疹消退。一般需隔离2周。患儿应注意卫生,对于粪便应马上进行处理,便盆、衣裤要注意及时消毒,保护手、脚部的皮肤及衣着、被单的清洁,避免污染破溃的疹子,勤给患儿洗手,并且将指甲剪短,以防抓疹子而造成皮肤感染。患儿使用过的玩具、餐具或其他用品应彻底消毒。一般常用含氯的消毒液浸泡及煮沸消毒。不宜蒸煮或浸泡的物品可置于阳光下暴晒。患儿的粪便需经含氯的消毒剂消毒2小时后倾倒。

急性期患者,最好在医院住院治疗。一方面可以隔离,另一方面在医护人员的观察下,可根据病情,如发热、疱疹等随时调整治疗方案,有利于身体恢复。

7.手足口病的预防

手足口病是可防、可控、可治和可愈的传染病。手足口病的肠道病毒主要经"粪—口"途径传播,其次是经呼吸道飞沫传播,因此,加强对传染源的控制与管理、切断传播途径和保护易感人群,是预防关键。

个人预防措施:饭前、便后和外出后要用肥皂或洗手液洗手,不要喝生水,不买、不吃不洁食品或生食食品,避免接触患病儿童;本病流行期间,不宜带儿童到人群集中、空气流通差的地方去;注意保持家庭环境卫生,房间要通风,勤晒衣被。

贴·心·话

手足口病是全球性传染病,流行形式多样,无明显的地区性,世界大部分地区均有流行报道。日本是手足口病发病较多的国家,历史上有过多次大规模流行。20世纪90年代后期,手足口病开始肆虐东亚地区。1997年马来西亚发生了手足口病流行,4~8月共有2628例发病,仅4~6月就有29例病人死亡,死者平均年龄1.5岁。1998年我国台湾省手足口病和疱疹性咽峡炎暴发流行,在6月和10月两波流行中,共监测到129106例,重症患者405例,死亡78例,死亡病例大多为5岁以下的儿童,并发症包括脑炎、无菌性脑膜炎、肺水肿或肺出血、急性软瘫和心肌炎等。我国大陆自1981年在上海发现本病,以后除西藏自治区外,全国31个省、自治区、直辖市均有病例报告。2006年和2007年,全国共报告手足口病分别为13637例和83344例,死亡17例。到2008年5月13日止,全国共报告手足口病98406例,死亡52例。与往年同期相比,手足口病的波及范围和发病例数均有所增加。

四、脊髓灰质炎

卫生故事

病毒致人残疾

邻居家的伯伯50多岁,一条腿肌肉萎缩,走路是跛的,一拐一拐很不方便。原来他小时候得了一场病,发热、头痛、疲乏、嗜睡、恶心、呕吐,3~4天后不发热了,但右腿不能动,出现瘫痪,不能走路,虽然经过各种治疗,病情有所好转,但仍然留下终身残疾。他得的病叫脊髓灰质炎,又名小儿麻痹症。医生说他感染了一种病毒,叫脊髓灰质炎病毒。1989年夏,在江苏省与山东省交界地区大规模爆发脊髓灰质炎流行,1328名儿童成为肢残患儿,严重者躯干畸形,下肢瘫痪,严重影响生活质量。

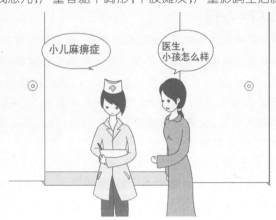

互动讨论

1.脊髓灰质炎病毒有什么特点? 它是怎么感染人的?

2.脊髓灰质炎有哪些表现? 如何引起人残疾的?

3.得了脊髓灰质炎怎么办?

4.脊髓灰质炎可以预防吗?

我们的应对

脊髓灰质炎是因感染了脊髓灰质炎病毒引起的,主要通过"粪一口"途径传播,也可通过飞沫(呼吸道)传播。大多数为隐性感染(无症状型),占90%以上;少数有发热、头痛、嗜睡、恶心、呕吐、便秘、颈痛、背痛、颈部和背部强直感等症状,甚至发生肢体瘫痪。儿童中男孩较女孩易患重症,多见瘫痪。感染后人体对同型病毒能产生较持久的免疫力,对异型病毒也具保护力。我们对患者要注意隔离、饮食护理、肢体功能恢复锻炼、理疗等,也要注意疫苗接种、个人生活卫生等预防措施。

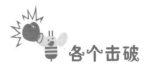 **各个击破**

1.脊髓灰质炎病毒的个人档案

脊髓灰质炎病毒是导致小儿麻痹症的罪魁祸首。该病毒为小核糖核酸病毒科的肠道病毒属。电子显微镜下观察病毒呈小的圆球形,直径为24~30nm。脊髓灰质炎病毒对外界因素抵抗力较强,对一切已知抗生素和化学治疗药物不敏感,在冰冻环境下可保存数年,在4℃冰箱中可保存数周,在室温中可生存数日。对紫外线、干燥均敏感。甲醛、2%碘酊、升汞和各种氧化剂如双氧水、漂白粉、高锰酸钾等,均能使其灭活。在水、粪便和牛奶中可生存数月。

2.脊髓灰质炎的传播

脊髓灰质炎的传染源为脊髓灰质炎患者及无症状的病毒携带者(隐性感染),隐性感染者不仅人数众多,又不易被发现和控制,因而对本病的散布和流行起着重要作用。隐性感染(最主要的传染源)在无免疫力的人群中常见,而明显发病者少见;即使在流行时,隐性感染与临床病例的比例仍然超过100∶1。在儿童中瘫痪病例与隐性感染及无瘫痪病例之比可高达1∶1000,成人中也可达1∶75。流行时幼托机构中感染率可高达100%。

早在发病前3~5日患者鼻咽分泌物及粪便内已可排出病毒。咽部主要在病初1周内排出病毒,故通过飞沫传播的时间亦短,而粪便中排出病毒不仅时间早(病前10天)、量多且可持续2~6周,甚至长达3~4个月,因此粪便污染饮食,经口摄入为本病主要传播途径。直接或间接污染病毒的双手、用品、玩具、衣服及苍蝇等皆可成为传播媒介。饮水污染常引起暴发流行。

由于病毒可快速传播,当家里第一个病人被确诊时,凡血液中没有脊髓灰质炎病毒特异性抗体的家庭成员就已经受到了感染。在脊髓灰质炎患者的家庭中,15岁以下的易感者100%会发病;而与脊髓灰质炎患者有日常接触的易感者中有87%会发病。居住环境拥挤和卫生条件差可加速病毒的传播。

3.脊髓灰质炎的临床表现

脊髓灰质炎潜伏期为3~35天,一般为7~14天。临床上可分为无症状型、顿挫型、无瘫痪型及瘫痪型等四型。

（1）无症状型（即隐性感染）：占全部感染者的90%~95%。感染后无症状出现，但从咽部和粪便中可分离出病毒，相隔2~4周，患者血清中可检出特异性中和抗体。

（2）顿挫型：约占全部感染者的4%~8%。临床上表现为发热、疲乏、头痛、嗜睡、咽痛、恶心、呕吐、便秘等症状，而无中枢神经系统受累的症状。此型临床表现缺乏特异性，曾观察到下列三种综合征：①上呼吸道炎，有不同程度发热、咽部不适，可有感冒症状，咽部淋巴组织充血、水肿；②胃肠功能紊乱，有恶心、呕吐、腹泻或便秘，腹部不适，可有中度发热；③流感样症状，有发热及类似流感的症状。上述症状约持续1~3天，即行恢复。在早期可从咽部、粪便和血液中分离出脊髓灰质炎病毒，在恢复期可从血清中检出特异性的中和抗体和补体结合抗体。

（3）无瘫痪型：前驱期症状与顿挫型相似，几天后出现脑膜刺激征，即患者有头痛、颈痛、背痛、呕吐、颈部和背部强直感，病理征阳性。脑脊液检查符合无菌性脑膜炎的改变。在整个病程中无神经和肌肉功能的改变。患者通常在3~5天内退热，但脑膜刺激征可持续2周之久。

（4）瘫痪型：本型只占全部感染者的1%~2%。其特征为在无瘫痪型临床表现的基础上，有脊髓前角灰质、脑或脑神经的病变。在发热和肌痛处于高峰时，突然发生瘫痪，或从轻瘫开始，逐渐加重。与此同时，脑膜刺激征逐渐消退。瘫痪属下运动神经元性质，表现为腱反射消失、肌张力减退、血管舒缩功能紊乱、肌肉萎缩、肌电图有符合脊髓前角病变的证据。瘫痪通常在48小时内达到高峰，轻者不再发展，重者在5~10天继续加重。疼痛呈不对称性，可发生在任何一组肌群，可表现为单瘫、双瘫、截瘫或四肢瘫。在儿童中单侧下肢瘫痪最为常见，其次为双侧下肢瘫痪。在成人则四肢瘫痪、截瘫、膀胱功能失常及呼吸肌瘫痪较常见，而且男性比女性严重。此期持续2~3天，通常在体温下降至正常后即停止发展。

4.得了脊髓灰质炎的应对措施

目前尚无特异的抗脊髓灰质炎病毒感染的药物。但应及早到医院接受专业医生的护理指导与治疗,包括一般的卧床休息隔离,避免劳累,肌痛处可局部湿热敷以减轻疼痛、瘫痪肢体应置于功能位置以防止手、足下垂等畸形,以及促进瘫痪肢体功能恢复的系列措施,如给予促进神经传导机能的药物、针灸治疗、推拿疗法、功能锻炼及电疗、蜡疗、光疗等理疗措施。

5.脊髓灰质炎的预后

隐性感染、顿挫型、无瘫痪型患者预后良好。瘫痪型患者出现不同程度的瘫痪,在极个别患者,病毒可累及颅下神经及脊髓颈区前角神经细胞,造成咽、软腭、声带麻痹,患者常因呼吸、循环衰竭而死亡。上述临床表现的严重程度取决于多种因素,如毒株的毒力、感染病毒的相对数量、机体免疫功能状态等。多种因素可影响疾病的转归,如受凉、劳累、局部刺激、损伤、手术(如扁桃体截除术、拔牙等),以及免疫力低下等,均有可能促使瘫痪的发生,孕妇如得病易发生瘫痪,年长儿和成人患者病情较重,发生瘫痪者多。儿童中男孩较女孩易患重症,多见瘫痪。

感染后人体对同型病毒能产生较持久的免疫力,中和抗体水平在起病后2~3周达到高峰,1~2年内渐下降,但一直保持一定水平,不仅可保护患者免遭同型病毒感染,对异型病毒也具保护力。特异性抗体可通过胎盘及母乳自母体传给新生儿,此种被动免疫在出生后6个月内渐渐消失。年长儿大多经过隐性感染获得自动免疫力,抗体水平再度增高。到成人时大多数已具有一定免疫力。

6.脊髓灰质炎的预防

1988年世界卫生组织启动在全球消灭脊髓灰质炎行动。我国自1960年自行研制脊髓灰质炎减毒活疫苗成功,1965年开始在全国逐步推广使用,脊髓灰质炎的发病率和死亡率急剧下降。1980后,全国通过实施疾病监测、免疫接种等策略,尤其是在加强常规免疫的基础上,开展了多轮强化免疫活动,人群免疫水平迅速提高,脊髓灰质炎病毒传播范围逐年缩小,发病数逐年下降。监测结果表明,1994年10月以来,我国未再发现本土脊髓灰质炎野病毒病例,经过严格的认证,2000年世界卫生组织证实我国实现了无脊髓灰质炎目标。预防具体措施:

(1)隔离患者:自起病日起至少隔离40天。第1周应同时强调呼吸道和肠道隔离。排泄物以20%漂白粉消毒,食具浸泡于0.1%漂白粉澄清液内或煮沸消毒,或日光下曝晒2天,地面用石灰水消毒,接触者双手浸泡0.1%漂白粉澄清液,或用0.1%过氧乙酸消毒。对密切接触的易感者应隔离观察20天。

(2)做好日常卫生:经常搞好环境卫生,消灭苍蝇,培养良好卫生习惯等十分重要。本病流行期间,儿童应少去人群众多场所,避免过分疲劳和受凉,推迟各种预防注射和不急需的手术等,以免促使顿挫型感染变成瘫痪型。

(3)主动免疫:口服脊髓灰质炎疫苗糖丸。这是我国自行研制成功的脊髓灰质炎减毒活疫苗,效果好,不良反应小。儿童2、3、4月龄各服1次,4岁再服一次。服糖丸后2小时内不能喝过热开水或饮料,也不给喂奶,以免影响效果。为加强免疫力可每年重复一次,连续2~3年,7岁入学前再服一次。口服疫苗后约2周体内即可产生特异性抗体,1~2月内达高峰,后渐减弱,3年后半数小儿抗体已显著下降。

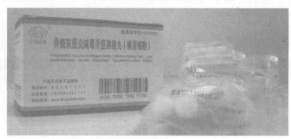

脊髓灰质炎减毒活疫苗糖丸

(4)被动免疫:被动免疫仅用于未服用过疫苗的年幼儿、孕妇、医务人员和患者亲属、免疫低下者及做过扁桃体切除的儿童等。注射丙种球蛋白0.3~0.5mL/kg。此球蛋白往往含有三型病毒的抗体,及时给予可中和血液中的病毒。免疫效果保持3~5周。

贴·心·话

1.脊髓灰质炎患者的饮食疗法

患者饮食要以稀软开始,到体内逐步适应后再增加其他饮食。应注意不要吃过多的油脂,要合理搭配糖、脂肪、蛋白质、矿物质、维生素等食物。

患者应选用高蛋白、高维生素及易消化的食物,经过合理的营养搭配及适当的烹调,尽可能提高患者食欲,使患者饮食中的营养及能量能满足机体的需要。

患者不宜服用对病情不利的食物和刺激性强的食品,如辣椒等,尤其是急性期的患者。

2.肢体功能恢复治疗的选择及应用

针灸治疗:适用于年龄小,病程短,肢体萎缩不明显者。

推拿疗法:在瘫痪肢体上以滚法来回滚8~10分钟,按揉松弛关节3~5分钟,搓有关脊柱及肢体5~6遍,并在局部以擦法擦热,每日或隔日1次,可教家属在家进行。

功能锻炼:瘫痪重不能活动的肢体,可先按摩、推拿,促进患肢血液循环,改善肌肉营养及神经调节,增强肌力;患肢能做轻微动作而肌力极差者,可助其做伸屈、外展、内收等被动动作;肢体已能活动而肌力仍差时,鼓励患者做自动运动,进行体育疗法,借助体疗工具锻炼肌力和矫正畸形。

五、柯萨奇病毒感染

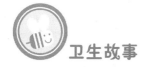

卫生故事

病毒攻心

据太原日报2010年1月21日消息:刚刚参加工作的小周,运动后用冷水洗澡,第二天就出现鼻塞、流涕等感冒症状,当时没有引起小伙子及家人的注意。不料,三天后患者莫名其妙地突然晕倒,不省人事,被急送到医院救治,被诊断为严重心肌炎。因病情凶险,患者不得不转入重症监护病房进行抢救治疗。医生向家属解释道:这几天气温偏低,很容易引起感冒,得了感冒不可掉以轻心。感冒很容易并发急性支气管炎、肺炎、中耳炎、鼻窦炎、肾炎等。更需提醒的是,在此季节,不少病毒十分活跃,像流感病毒、埃克病毒、柯萨奇病毒、腺病毒、疱疹病毒、腮腺炎病毒等。在这些病毒中,特别是柯萨奇病毒和埃克病毒,对于心肌有特殊的亲和力,在引起呼吸道症状的同时往往可向心肌发难,引发病毒性心肌炎。因此,单纯的感冒并不要紧,可怕的是出现并发症,如病毒性心肌炎,病情严重的甚至危及生命。

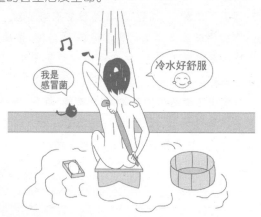

互动讨论

1.柯萨奇病毒有什么特点?它怎么感染人的?

2.柯萨奇病毒感染者有哪些表现?

3.柯萨奇病毒感染后如何治疗?

4.可以预防柯萨奇病毒的感染吗?

我们的应对

柯萨奇病毒是一种肠道病毒,主要经"粪—口"传播,分为A组和B组两类,是一类常见的感染人体的病毒。在儿童中感染率可高达80%左右,但多为隐性感染,仅1%有临床症状。柯萨奇病毒可侵犯心血管系统、神经系统、肌肉及呼吸系统等多种器官和组织,可导致脑炎、脑膜炎、心肌炎、心包炎、咽峡炎、气管炎、流行性肌痛、新生儿感染等,虽然大多数患者病情可以自行恢复,但病情严重患者亦可死亡。我们平时要搞好环境卫生和个人卫生,对患者应隔离2周,对患者粪便做好消毒处理,接触患者时应戴口罩,流行期间要减少集体活动或少去人多的地方。

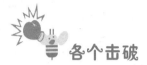 各个击破

1.柯萨奇病毒的个人档案

　　柯萨奇病毒是1948年在美国纽约州Coxsackie(柯萨奇)镇,从临床诊断为脊髓灰质炎的患儿粪便中分离出来的一组病毒。它属于小核糖核酸病毒科、肠道病毒属。柯萨奇病毒直径20~30 nm,呈球形。根据其对乳鼠的致病力及对细胞敏感性不同分为A、B两组,A组又分为24型,B组分为6型。对一般消毒剂不敏感,但对热敏感,60℃加热30分钟、100℃立即可以完全灭活。对干燥和紫外线也较敏感。-4℃可存活一年以上。

2. 柯萨奇病毒感染的流行情况

　　柯萨奇病毒感染者在潜伏期的后期或前驱期,并在此后的1周左右,病毒可在咽部检出。自粪便中分离出病毒的时期则较长,可达2周至1个月之久,少数病例甚至在病后70天仍可在粪便中分离出病毒。患病后的第1周病毒检出率最高,以后逐渐下降。病毒还可以从患者的脑脊液、血液、尿、胸腔积液、心包液、骨髓等处检出。在死亡者的各种脏器如心、脑、肝、脾、肾、睾丸、肌肉等中也可分离到病毒。柯萨奇病毒的传染性比较强,传染源为柯萨奇病毒感染患者和隐性感染者,主要经"粪—口"传播,发病以儿童为主,夏秋季为高发季节,在热带地区常年均可发病。拥挤的居住条件和密切的接触则可促进病毒的传播。在多子女和生活条件较差的家庭中,柯萨奇病毒在儿童之间的水平传播率高,而且可使半数原来具有特异性抗体的10岁以下的兄弟姊妹受到再感染。除直接传播之外,还可通过污水和苍蝇污染食物和饮用水而传播。空气飞沫传播已通过实验研究证实。

3.柯萨奇病毒感染者的临床表现

不同型和同型柯萨奇病毒感染在临床上有多种不同的表现。

(1)疱疹性咽峡炎:主要由柯萨奇A组病毒2、4、5、6、8、10、16、22型引起,B组病毒引起较少见。常见于3~10岁儿童,流行时也可波及青少年,好发于夏秋季。潜伏期3~6天,平均约4天。常以突然高热(可达40℃以上)开始,伴严重咽痛、吞咽困难、唾液分泌增多、胃纳减退、乏力等,约1/4患儿有呕吐及腹痛的症状,有时头痛,但全身肌痛不显著,除咽痛外,其他呼吸道症状如鼻炎、咳嗽等均少见,偶见惊厥。初起时咽部充血可见到分散而比较典型的口腔病变,表现为灰白色丘疹或斑疹,直径约1~2mm,四周绕以红晕;此种黏膜疹多见于咽部,一般在牙龈、颊黏膜及舌面没有,与单纯疱疹病毒引起的有明显不同;疹数多少不等,自1~2个至10~20个,平均为5个左右。2~3天后周围红晕扩大,颜色加深,水疱变大并成为直径不超过5mm的灰色或黄色溃疡,部分病例有新疱疹成批出现,故可同时看到疱疹及溃疡。颈部淋巴结不肿大或轻度肿大。并发症少见,偶有发生腮腺炎、脑膜炎等。本病的热程为1~4天,平均为2天。退热后全身及局部症状均有明显改善,患者大多于4~6天后完全恢复。

(2)中枢神经系统感染:由A组病毒2、4、7、9、10、16等型引起,特别是7、9型及B组1~6型。可有以下临床表现。①无菌性脑膜炎:最为多见。潜伏期各不相同,如A9为2~12天,B5为3~5天,但各型的临床表现相似。典型病例起病突然,或先有数小时寒战、高热,然后出现剧烈前额及眼球后痛。发热、疲乏、嗜睡、肌痛、恶心及呕吐。常有咽炎和上呼吸道感染表现。较少见的症状为怕光、耳鸣、眩晕、胸腹痛和感觉异常,部分病例同时有皮疹。脑膜刺激征(如颈项强直)常在起病1~3天后变得明显,但远较化脓性脑膜炎为轻。部分病例先有2~6天的前驱症状(发热、肌痛等),继以短暂(1至数日)的症状改善及热度下降,然后再出现发热及脑膜刺激征。脑膜刺激征较轻,神志大多清晰。临床经过一般为5~10天,绝大多数患者迅速恢复健康而无后遗症。②脑炎:柯萨奇病毒引起的脑炎较脑膜炎少见,多发生于新生儿及婴幼儿。患儿有高热、呕吐、嗜睡、神志模糊,甚至昏迷、抽搐等症状。脑膜刺激征轻度阳性。大多数于2周内恢复。少数病情严重者可死亡,或存活后有后遗症。③脊髓炎:临床上表现为发热、疲乏、头痛、嗜睡、咽痛、恶心、呕吐等症状,病情多较轻,可出现短时间的无力,大多数可较快恢复,不留后遗症。

(3)心脏病变:主要由柯萨奇B组病毒引起,多为3、5型;A组病毒1、2、4、5、8、9、14、16型也可引起。临床表现主要为急性心肌炎、心包炎及全心炎。婴幼儿多发生心肌炎,心包炎成人多见,全心炎多见于新生儿。小儿起病多急骤,发热、呕吐、厌食、呼吸困难、心脏扩大、心率加快、心律失常,极易发生心力衰竭。如能度过急性期可完全恢复。成人先有发热、咽痛、咳嗽等上呼吸道感染症状,数日后出现心悸、胸闷、气短、心前区痛、心率加快、心律不齐等心肌炎症状。多数患者可于病后2个月左右完全恢复。部分患者可复发,复发者可康复或也可转成慢性。急性期或复发时可出现心力衰竭而死亡,病死率小于4%。

(4)流行性肌痛或胸痛:由柯萨奇病毒B组1~6型引起,A组病毒1、2、4、6、7、9、10、16型也可引起。多在夏秋季发病。患者以儿童及青少年为主,潜伏期2~5天。临床上表现为阵发性剧烈肌痛,可累及全身肌肉。成人及年长儿童多有胸痛,婴幼儿腹痛较常见,多在上腹,亦偶有误诊为阑尾炎者。此外,尚有发热、咽痛、头痛、厌食、吐泻等。病程为1周左右,有时可复发,但仍可完全康复。

(5)其他疾病:柯萨奇病毒还可引起以下一些疾病。①呼吸道感染:成人多患气管炎,婴幼儿多患肺炎。②流感样疾病:有发热、头痛、全身不适等症状,可持续1~2周。③出疹性热病:发热、出疹,有斑疹、斑丘疹、荨麻疹、疱疹、淤点等;不痒,不脱屑;少数病例于手、足皮肤及口腔黏膜出现疱疹。④婴儿腹泻:黄绿色稀水便,一日数次,无脓及黏液。⑤新生儿全身感染:急骤起病,拒食、呕吐、惊厥、呼吸困难、紫绀、心律失常、心及肝脏可急剧肿大,病死率极高,尸检可见脑炎、心肌炎、肝炎、胰腺炎及肾上腺病变等。⑥有报道柯萨奇病毒还可引起肝炎、胰腺炎、急性出血性结膜炎等。

4.柯萨奇病毒感染的治疗

目前尚缺乏特效的抗病毒治疗药物,应强调休息、支持疗法及对症治疗。针对各型临床疾病及表现,进行对症治疗,预防继发感染。抗病

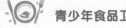

毒药物可试用利巴韦林或干扰素,有报道可缩短病程、减轻症状。

5.柯萨奇病毒感染的结局

一般预后良好。即使病情较严重的脑膜炎、脑炎,大多数病例也于数日内迅速康复,仅少数患者的病程迁延数周之久。肌力减退虽较多见,但也迅速恢复。只有约5%的脑膜炎病例可有肌紧张和智力低下的后遗症。新生儿严重感染的病死率可达80%~90%。年长儿及青壮年发生心肌炎的预后较好,大多数患者经适当治疗后痊愈;小部分转为慢性,病情有起伏或有反复发作,其中个别病例出现进行性心脏扩大、心功能减退、心律失常等。

6.预防柯萨奇病毒的感染

由于肠道病毒血清型过多(有近70个型),因此未能制成有效可行的疫苗,预防措施主要有:

(1)管理传染源:患者应隔离2周,管理传染源的重点应放在托幼机构和产房;怀孕妇女患有肠道病毒性疾病者,对新生儿有很大威胁,应注意隔离。

(2)切断传播途径:搞好环境卫生,加强饮食管理和个人卫生,养成良好的个人卫生习惯,饭前便后洗手;勿食不洁食品,自来水宜煮沸后饮用,避免在污水中游泳;做好粪便管理,患者粪便需加20%生石灰和等量含氯石灰混悬液,混合后作用2小时,才可排入下水道;因患者口咽部可能排出病毒,接触这些患者时应戴口罩,流行期间减少集体活动。

(3)保护易感者:接触患者的婴幼儿可肌肉注射丙种球蛋白3~6mL,以预防感染,对年长儿及青年人不必采用。

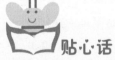

贴心话

由于无症状柯萨奇病毒感染者常见,且病毒往往仅在粪便中被分离出,而不能从病变部位检出,或只通过血清学检查诊断,因此除少数病例能确定该临床表现是由某型柯萨奇病毒感染引起外,大多数病例只能被认为是与某一型柯萨奇病毒感染有关。

六、痢 疾

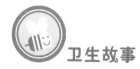

卫生故事

学校门口的羊肉串

一天下午放学后,小明和几个同学路过学校附近卖羊肉串的小摊时,被一阵诱人的香味吸引,几个同学都忍不住咽下口水,情不自禁地走过去买了几串,吃完觉得还不过瘾,接着又买了几串,吃完后都高高兴兴地回家去了。回家后,小明就感觉浑身无力,开始肚子有点儿不舒服,不久肚子疼得像刀割一样,汗珠子直往外冒,不一会就开始拉肚子,频繁地往厕所跑,妈妈见状急忙把他送进附近的医院。经医生诊断,小明得的是"急性细菌性痢疾",经过一段时间的治疗后,小明终于又可以健健康康地上学了。

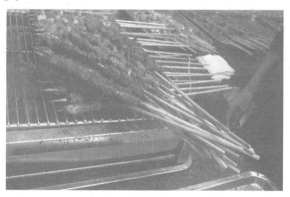

路边烧烤羊肉串

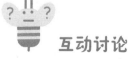

互动讨论

1.你有过和小明类似的经历吗?

2.小明是怎么感染痢疾的呢？还有哪些途径可以感染痢疾呢？

3.得了痢疾我们应该怎么办？我们应该怎样预防痢疾杆菌感染呢？

我们的应对

提起拉肚子，我想大家可能都有类似的经历，但什么是痢疾，可能很多同学都认为痢疾就是"拉肚子、脓血便"。其实，这只是其中的一部分表现。在医学上，痢疾也称为"细菌性痢疾"，是一种急性肠道传染病，由痢疾杆菌经"粪—口"传播引起。痢疾发病急，主要表现为高热、腹痛、腹泻，每天排便十余次至数十次，里急后重（肛门有排便的感觉，但又排不出）明显。排便初期为水样便，后排出脓血样便，量少，黏稠。重者伴有恶心、呕吐与脱水，可出现休克。我们青少年应该对痢疾的传播途径、症状和防治有初步的了解，以保证我们的健康成长。

各个击破

1.痢疾杆菌到底是怎样找到我们的呢

痢疾是通过"粪—口"途径传播的，就是说吃下痢疾病人或带菌者粪便污染过的食物后得痢疾。痢疾病人的大便含有大量的痢疾杆菌，所以痢疾病人是痢疾的主要传染源。健康带菌者外表上是健康人，但他们的大便中带有痢疾杆菌，是更危险的传染源，所以带菌者传播痢疾的作用不能忽视。

痢疾病人和带菌者的大便可通过多种方式污染食物、瓜果、水源、玩具和周围环境，苍蝇在传播痢疾杆菌方面起了重要作用。夏秋季天气炎热，苍蝇孳生快，密度大，喜欢在不洁的地方停留，苍蝇的足上可黏附大量痢疾杆菌，所以苍蝇是痢疾杆菌的义务搬运工，是重要的传播媒介。因此夏秋季节痢疾的发病率明显上升。如果我们青少年吃下被污染的食物或瓜果，玩过被污染的东西后饭前又未好好洗手，或有吮手指的习惯，那么痢疾就很可能找到我们，危害我们的健康。

2.痢疾杆菌的作案对象

人群对痢疾杆菌普遍易感,普通型痢疾1~3岁的孩子得的多,特别是那些营养不良儿和体弱多病的孩子更容易得痢疾。得过痢疾的孩子有一定的免疫力,但保持的时间不长,而且各菌群之间无交叉免疫性,所以一年内可多次得痢疾。不论是菌痢患者还是带菌者,如果从事饮食、食品行业,炊事员、保育员、供水等工作,污染食物或水源后可引起暴发流行,对人群威胁较大。

3.菌痢为何多发生在夏秋季

(1)夏秋季节天气炎热,气温高,适合于痢疾杆菌生长繁殖。

(2)夏秋季节新鲜瓜果蔬菜上市多,由于天热,人们喜欢生吃瓜果蔬菜,但是不注意清洗消毒或自恃身强力壮,不洗手拿起来就吃,以致病菌与食物一起进入自己的胃肠道中。

(3)夏秋季节人体为了维持体温衡定,要通过皮肤散掉更多的热,从而使皮肤血管经常处于扩张状态,而胃肠血管就相对收缩,血流相对减少,人体对胃肠道传染病的抵抗力也随之减弱。此外,着凉、过度疲劳、暴饮暴食以及患各种急、慢性疾病,均可导致人体抵抗力下降,也易诱发痢疾。

4.痢疾的表现

痢疾杆菌有四种,即痢疾志贺菌、福氏志贺菌、鲍氏志贺菌、宋内志贺菌,每种痢疾杆菌有若干血清型和亚型。痢疾的潜伏期数小时至7天,也就是说,痢疾杆菌进入人体后最快数小时即可发病。由于志贺菌菌群、菌型多,每个人反应性也不同,所以临床表现轻重不一,痢疾志贺菌感染临床症状较重,宋内志贺菌感染临床症状较轻,福氏志贺菌感染病情介于两者之间,但病程长,容易变为慢性。根据病程长短和病情轻重可分为以下临床类型:急性细菌性痢疾(普通型、轻型、中毒型)和慢性细菌性痢疾。普通型(典型)发病急,主要表现为高热、腹痛、腹泻,每天排便十余次至数十次不等,初期为水样便,后排出粘液脓血便,里急后重(肛门有排便的感觉,但又排不出)感明显。自然病程为1~2周,多数可自己恢复,少数转为慢性。轻型(非典型)患者症状轻,可表现为急性腹泻,每日排便在10次以内,可无发热或仅低热,几天至1周后可自愈(不治疗症状就消失），少数也可演变为慢性。中毒型细菌性痢疾起病急骤，可出现休克、呼吸衰竭、昏迷等严重症状，病死率很高。细菌性痢疾病程反复发作或迁延不愈达2个月以上，即为慢性细菌性痢疾。痢疾慢性化原因与以下因素有关：急性期没有及时诊断、治疗，或治疗不规范、不彻底或耐药菌株感染，亦可因患者营养不良、慢性胃肠道疾病、慢性寄生虫病，或免疫功能低下引起。

总之典型的痢疾有两大特点：

（1）全身感染的中毒表现，如发热、畏寒、头疼、无力等。

（2）消化道症状主要表现为腹痛、腹泻，腹痛以左下腹为主，腹泻主要为黏液脓血便；里急后重感，是由于直肠肛门括约肌不断受到炎症刺激的结果。

5.拉肚子就是痢疾吗

人们常说的"拉肚子"即腹泻，是由多种疾病引起的一种症状，痢疾仅是其中的一种疾病，所以说"拉肚子"不一定就是痢疾。引起腹泻的原因很多，而且各种疾病所引起腹泻的结局也不同，严重的甚至可以危及生命。痢疾杆菌感染所引起的是细菌性痢疾，细菌常存在于痢疾病人和带菌者的大便中，通过污染的手、水、食物等，经消化道侵入人体。

所以，出现腹泻一定要引起重视，不能简单地吃点儿药了事，应请医生检查，明确病因，才能正确有效地治疗。

6.得了痢疾怎么办

一旦出现痢疾样症状，切忌自行服用效果不确切的药物或者采取不用药治疗而"扛一扛"的做法，应当立即到正规医院就医。多数病例可通过粪便检查等手段得以确诊。经过口服抗菌药物，必要时通过静脉输液补充大量丢失的水分和电解质，病情往往在数日后即见好转。其实，除了医院的治疗手段外，我们还应该注意饮食调养，这样也可以加快恢复。

7.我们应该怎样预防痢疾

痢疾杆菌在水果、蔬菜及腌菜中能生存10日左右；在牛奶中可生存24日之久；在阴暗潮湿及冰冻条件下生存数周。虽然痢疾杆菌很烦人，但它也没那么可怕，阳光直射有杀灭作用，60℃加热10分钟即可杀死，一般消毒剂能将其杀灭。日常生活中针对痢疾，我们青少年应该做到以下几点：

（1）注意环境卫生和个人卫生，饭前便后要洗手，不要随地大便。

（2）注意饮食卫生，不吃生冷的瓜果，吃熟食不吃凉拌菜，剩饭菜要加热后吃，做到生熟分开，防止苍蝇叮爬食物。

（3）得病后要及时就医治疗。

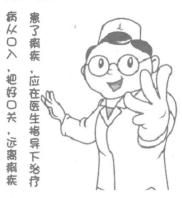

预防痢疾注意事项

 贴心话

痢疾是日常生活中常见的疾病，如果我们的亲朋好友得了痢疾，我们应该怎样调节饮食才有助于疾病的康复呢？对急性期病人给流质食物，每2~3小时吃一次，宜选用米汤、藕粉、马蹄粉、蛋汤、菜汤及含大量维生素C的鲜果汁等。腹泻严重或出汗较多者，可饮一些盐开水或食盐苏打水饮料（食盐与苏打的比例为2:1）或加点儿糖，随时饮用，以补充水分和电解质的丧失。若病情严重或腹泻、呕吐剧烈，应给予适当静脉补液（即输液）或者口服补液（ORS），同时给予抗菌治疗。值得注意的是，牛奶、鸡蛋等比较难以消化的食物不吃为宜。

到了好转期，大便次数减少，粪便中已无脓血，可采用无渣少油和富于营养的半流质饮食，如大米粥、细面条等，烤面包、馒头、炒糊米汤、瘦肉汤和浓茶等对腹泻有收敛作用。酸奶不仅营养丰富，且因其含益生菌——乳酸菌，能抑制肠道有害细菌的生长和收敛伤口，故可食用。此时，甜食、豆类或豆制品、牛奶、汽水等仍应避免进食。

恢复期的病人，大便次数和性质已接近正常，饮食上宜选用少油少渣软饭菜，如鸡蛋、嫩瘦肉、面条、肉粥和含纤维素少的蔬菜等，也宜吃生苹果泥，因苹果含有果胶，具有解毒、杀菌和止血的作用。

七、霍　乱

卫生故事

2011第一乱：海地霍乱

2010年1月12日，海地发生里氏7.3级强烈地震，造成约30万人死亡，30多万人受伤，另有100万人无家可归。正当海地政府和人民在国际社会的支援下艰难地进行震后重建之际，2010年10月，另一场可怕的灾难——霍乱又降临到他们的头上，使这个西半球最贫穷的加勒比海国家雪上加霜。霍乱疫情发生后，海地政府积极采取预防措施，防止霍乱在更大范围内蔓延，但由于疫情发生后海地连日遭大暴雨袭击，暴雨引发洪水和泥石流，许多桥梁和公路被冲毁，救护车等车辆通行受阻，医疗设备和药品难以运抵疫区，救治病人和预防工作困难重重，导致疫情迅速蔓延至整个地震灾区。截至2011年12月，据海地卫生组织报道，已有超过52万人感染，其中7000多人死亡。

互动讨论

1.你听说过霍乱吗？霍乱有哪些症状？

2.你知道霍乱通过什么传播吗？

3.那我们应该怎么预防霍乱？有哪些注意事项？

我们的应对

霍乱是一种急性腹泻性疾病,能在数小时内造成腹泻、脱水,甚至死亡。霍乱是由霍乱弧菌经"粪—口"传播引起,进入肠道的霍乱弧菌能产生霍乱毒素,造成分泌性腹泻,"米泔水"样便是霍乱的特征性表现。霍乱弧菌存在于水中,病发高峰期在夏季,最常见的感染原因是食用被病人粪便污染过的水或食物。随着生活水平的提高,霍乱发病率在我国已逐年减少,但其他发展中国家仍有不断发生和流行,由于国际间交流日益频繁,所以必须随时警惕输入性霍乱的发生。我们青少年和儿童应该了解霍乱是通过什么传播的,怎样来预防。

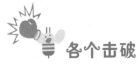 **各个击破**

1.霍乱弧菌个人档案

霍乱是由霍乱弧菌所致的烈性肠道传染病,自1817年以来,世界上发生过七次大流行,至今仍未平息,因此,霍乱被列为国境检疫的传染病。霍乱弧菌菌体长 $2\sim3\mu m$,宽 $0.5\mu m$,弯曲如逗点状。霍乱弧菌在未经处理的粪便中,可存活数天;在冰箱内的牛奶、鲜肉和鱼虾水产品中存活时间分别为 $2\sim4$ 周、1周和 $1\sim3$ 周;在室温下存放的新鲜蔬菜中,可存活 $1\sim5$ 天;在砧板和布上可存活相当长时间;在玻璃、瓷器、塑料和金属上存活时间不超过2天。霍乱弧菌对热、干燥、酸及一般消毒剂均很敏感,经干燥2小时或加热 $55℃$ 10分钟即可死亡,煮沸立即死亡;对酸敏感,在正常胃酸中仅能存活5分钟,在 0.1% 漂白粉中10分钟内即可死亡。氯化钠(食盐)的浓度高于 4% 或蔗糖浓度在 5% 以上的食物、香料、醋及酒等中,均不利于霍乱弧菌的生存。

2.作案手法

(1)经水传播

水源传播是霍乱最常见的传播方式。水源被霍乱患者和带菌者排出的未经处理的粪便污染。在经济不发达和卫生条件差的地区,夏秋季人们常有喝生水、吃凉拌菜等习惯。霍乱弧菌还可污染鱼、虾等水产品，生食或半生食这些水产品，也可导致霍乱的传播。

经水传播常呈现暴发性流行，病人多沿着被污染的水源分布，在水体含菌浓度较低或细菌毒力较弱、人群免疫力较高的地区，也可出现散发病例。在卫生条件差的地区，江河、河渠、池塘、湖水、井水和港湾海水等极易受到污染，导致霍乱暴发流行。

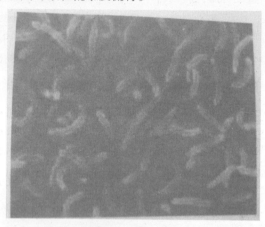

电镜下的霍乱弧菌

（2）食物传播

霍乱可以通过食物传播。食物传播霍乱的作用仅次于水，在已有安全饮用水的地区，轻型和临床型病人污染食物而引起传播的作用可能更为突出。

（3）生活接触传播

与病人或带菌者直接接触或接触了被霍乱弧菌污染的物品也可发生霍乱，接触传播多在人员密集、卫生条件差的情况下发生，常在小范围内引起感染。

（4）经媒介昆虫传播

本病流行时苍蝇可以带菌。有人曾从染有霍乱的疫船以及从疫区中捕获的苍蝇身上检出霍乱弧菌。

3.霍乱弧菌的作案对象

人群普遍易感，已患过霍乱者短期内有一定的抵抗力，但长时间可再次感染。胃酸对霍乱弧菌有强大的杀伤力,当误食霍乱弧菌量大,超过10^8~10^9,又大量饮水、进食致使胃酸被稀释时,或胃酸分泌缺乏者,易感染霍乱弧菌并发病。在我国,夏秋季为霍乱的主要流行季节,7~9月为高峰期,主要沿海岸线和大江河流域分布。

4.霍乱的表现

症状出现于霍乱弧菌感染后1~3天(数小时至7天),本病常骤然起病,发生无痛性水样腹泻和呕吐,腹泻是发病的第一个症状,无发热,也无里急后重感,排便后自觉有轻快感,严重病例每小时机体体液丢失量可达1L以上。由于严重的水和盐的丢失导致重度失水,患者表现干渴、肌肉痉挛和尿量减少。组织中液体的严重丢失引起双眼下陷,皮肤干皱,无弹性(即脱水貌)。如果不及时给予补充液体等治疗,会由于严重的血容量丢失导致肾衰竭、休克和昏迷,甚至死亡。

5.得了霍乱应该怎么办

如果我们青少年或周围有人出现呕吐、腹泻症状,尤其是剧烈的无痛性水样腹泻,应马上到医院就诊,以确定是否感染霍乱弧菌。霍乱传染性很强,一旦发现感染霍乱弧菌,无论病情轻重,均应隔离治疗,只要及早发现,及时补充水分及电解质,合理使用抗生素,霍乱完全可以治愈。另外病人和带菌者要配合疾病预防控制中心工作人员做好流行病学调查、密切接触者的采样以及家里、疫点的消毒等工作。

6.我们应该怎么预防霍乱

预防霍乱很简单,只要我们在生活中做到下面的"五要""五不要"即可。

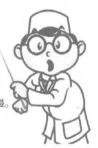

五要:饭前便后要洗手,各种食品要煮熟,隔夜食物要热透,生熟食品要分开,出现症状要就诊。

五不要:生水未煮不要喝,无牌餐饮不光顾,腐烂食品不要吃,暴饮暴食不可取,未消毒(霍乱污染)物品不要碰。

预防霍乱注意事项

贴心话

1817~1925年,先后发生了6次世界性霍乱大流行,夺走了数以千万计人的生命,6次大流行无一不殃及我国。看看历史上这些冰冷的"血色"数据吧:1826~1837年,欧洲发生霍乱传染病,死亡数百万人,仅1831年就死亡90万人;1840~1875年,世界霍乱流行,持续30余年,死亡人口超过千万;1892~1925年,第6次世界霍乱大流行,死亡亦超千万人;1921年和1924年印度先后发生2次霍乱,共造成80万人死亡。

1961年至今发生在世界范围内的霍乱疫情称之为第7次流行,多为"埃托尔生物型霍乱弧菌"作乱,已持续40年,波及140多个国家和地区,报告病例超过470万,死亡超过12万。2010年10月发生在海地的霍乱疫情,至今已有超过52万人感染,其中7000多人死亡。

新中国成立后霍乱发病率在我国已逐年减少,但也时有发生,并有局部疫情发生,仅在近几年,就有多起疫情报告。2010年8月,安徽蒙城县陆续报告霍乱病例33例;2010年9月,江苏淮安某中学19名学生确认感染霍乱弧菌。国外不发达地区霍乱仍有不断发生和流行,由于国际间交流日益频繁,必须随时警惕输入性霍乱的发生。

八、其他细菌引起的腹泻

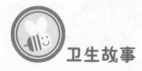

卫生故事

一起凉菜引发的故事

王某是一家饭店的老板,饭店平时生意很红火,经常接办一些婚宴。去年夏天的一天,和往常一样,饭店承办了邻村的一个婚礼。当天参加婚礼的有一百多人,大家吃得都很高兴。可是到了下午陆陆续续有人开始上吐下泻,最后有类似症状的人超过110人。这件事情引起了卫生部门的注意,经卫生部门调查后发现,引起疾病的原因竟是凉菜。原来一名厨师身上带有沙门氏菌,在制作冷荤菜时食物被污染,赴宴村民吃了这些凉菜后中毒。最终所有患病的村民在医院的治疗下均康复出院了。可是老王就惨了,他不得不支付所有患者的医疗费,饭店还被吊销了执业证。

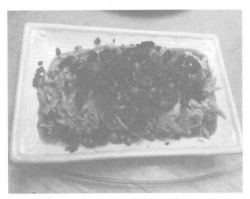

美味凉菜可致腹泻

互动讨论

1.你听说过沙门氏菌吗?

2.你还知道哪些细菌感染可以引起腹泻?

3.预防腹泻,我们青少年应该从何做起呢?

我们的应对

提起腹泻,大家可能都认为是得了痢疾,其实腹泻不单单包括痢疾,痢疾只是引起腹泻的一种疾病。现实中有很多细菌可以引起腹泻,除了沙门氏菌,还有副溶血性弧菌、金黄色葡萄球菌、大肠杆菌、产气荚膜芽孢梭菌、蜡样芽孢杆菌等我们可能很陌生的细菌。既然有这么多我们不知道的可以引起腹泻的细菌,那么我们青少年应该了解细菌导致腹泻的途径以及防治细菌性腹泻的方法,这样才能保持和维护我们的肠道健康。

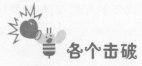 **各个击破**

1.细菌引起腹泻的作案手法

能引起腹泻的细菌种类繁多,每类细菌中又有不同的类型,但细菌引起腹泻的发病机制在某些方面具有相同之处。在正常人胃肠道中,黏膜上皮细胞能吸收或分泌电解质和水分,还可根据人体的需要进行自动调节。当人摄入致病性大肠杆菌或葡萄球菌污染的食物后,细菌侵入人体并在肠腔内迅速大量繁殖,并分泌产生相应毒素,此类毒素可加速黏膜分泌大量的电解质和水入肠腔,并超出肠道的吸收能力,这时就会出现严重的腹泻。

2.细菌是如何找到我们的

究其原因,多数患者是由于吃喝了被致病细菌污染的食物、水引起的,尤其在夏季,人们为了消暑降温,常会吃过量的冷饮、冷食,或是吃了冰箱里冷藏的食物。一旦这些食品受到细菌污染,就容易发病。有些老人、小孩,由于其自身胃肠功能不健全,夏天常将生、冷、热食品混着吃,容易导致肠道抵抗力下降,蠕动加快,引起腹泻。

3.正确对待腹泻

日常生活中腹泻是我们经常遇到的一种疾病,因此,我们要正确对待腹泻,走出认识上的五个误区:

误区一:腹泻就用止泻药。适度的腹泻可将体内的致病菌与毒素及时排出体外,减少对人体的毒害作用,可不用止泻药。不过,如果腹泻次数频繁,持续时间过长,并且出现脱水症状,就要在服用抗生素和纠正脱水的前提下,酌情使用止泻剂。

误区二:随意使用抗生素。在选用抗生素治疗的同时,应及时做大便细菌培养,明确致病菌种类,及时选用对细菌最敏感的抗生素进行治疗,以减少耐药细菌的产生。

误区三:擅自使用止痛剂。由于腹泻时可能会出现腹痛的现象,有些患者则习惯服用止痛剂,殊不知这种做法非常不安全,尤其是患有青光眼的老年人,可使青光眼进一步恶化。轻度腹痛者可热敷腹部;腹痛较剧者,最好是在医生的指导下服用止痛剂。

误区四:稍有好转就停药。不少肠道传染病患者常以症状的轻重作为服药依据,即腹泻重时就多服,腹泻轻时就少服,稍有好转就停药。这种错误的做法很容易导致复发,严重者还会转为慢性腹泻。正确的方法是:根据不同的致病菌决定用药时间,一般待症状消失后,继续用药2~3天;有条件者可做大便细菌培养,待转为阴性后停药。

误区五:急于更换药物。有些肠道传染病患者用药1~2天不见好转,就急于更换别的药物。其实任何药物治疗都需要一个疗程,至少3~5天,随便换药,往往适得其反。

因此,腹泻后最好先到正规医院接受检查,按照医嘱用药,以避免陷入用药误区,延误治病良机。

4.如何预防腹泻

要预防腹泻,我们平时生活中更要注意饮食卫生,不喝生水。做饭时饭菜量最好以一次吃完为度,如果有剩余,应马上放入冰箱。再次食用时,加热时间应在10分钟以上。吃瓜果等生冷食物时,应使用流水冲洗。我们青少年只有在日常生活中注意自己的饮食卫生,才能远离腹泻。

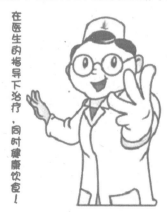

细菌性腹泻注意事项

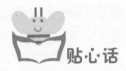 **贴·心·话**

腹泻时哪些蔬菜不宜吃

许多人腹泻时，认为吃油腻食物会加重消化系统的负担而加重病情，于是就会多吃一些新鲜蔬菜，以为这样对病情一定有利。其实不然，有时候此举不仅不利于腹泻的康复，而且还有一定的危害。某些新鲜蔬菜，主要是绿叶蔬菜，如小白菜、韭菜、菠菜、卷心菜等均含有硝酸盐，一般情况下这些蔬菜对身体没有不良影响。但当人处于腹泻、消化功能失调，或胃酸过低时，肠内硝酸盐还原菌大量繁殖，此时若食入大量上述蔬菜，即使蔬菜非常新鲜，也可能会导致亚硝酸盐中毒而引起肠源性紫绀。因此，当我们消化功能不好时最好到医院就医，应该在医生指导下合理选择饮食，并减少这类蔬菜的进食量。

九、阿米巴病

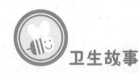 **卫生故事**

都是"小强"惹的祸

小军今年14岁，是一名初三的学生，平时身体很健康。最近小军得病了，刚开始的时候是莫名其妙地拉肚子，一天要拉七八次，小军以为是吃了坏东西，于是随便吃了两片消炎药。可是过了两天还没有好，而且开始拉果酱样的大便，还有一股腥臭味，这下可吓坏了小军的妈妈。于是妈妈赶快带着小军到当地医院去看病。到了医院，大夫化验了小军的大便后，发现他得的是阿米巴痢疾。诊断明确后，大夫对症下药，过了一段时间，小军就康复出院了。

但是小军为什么会得阿米巴痢疾呢？在大夫的询问下，才发现原来小军家的厨房最近漏水，物业一直没有及时修理，结果厨房里经常有蟑螂出没。医生说可能是小军在家食用了被携带阿米巴痢疾病原体的蟑螂碰过的食物，从而导致发病。

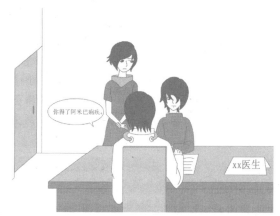

你得了阿米巴痢疾。

xx医生

互动讨论

1.你以前听说过阿米巴痢疾吗？阿米巴痢疾都有什么症状？

2.阿米巴痢疾是怎么感染上的？

3.如果我们得了阿米巴痢疾应该怎么办？又怎样才能预防阿米巴痢疾呢？

我们的应对

阿米巴痢疾，又称肠阿米巴病，是一种由致病性溶组织阿米巴原虫感染导致的肠道传染病。阿米巴痢疾分布遍及全球，以热带和亚热带地区为高发区。阿米巴痢疾的感染率与社会经济水平、卫生条件、人口密度等因素有关。农村患者多于城市，夏秋季发病较多，男多于女，发病年龄高峰和发病人群高峰见于青春期和青年期人群，多呈散发性，水源性流行偶有发生。因此我们青少年应该了解阿米巴痢疾的感染途径以及治疗,同时还应该学会预防阿米巴痢疾,让阿米巴痢疾远离我们的生活。

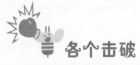

各个击破

1.阿米巴痢疾的元凶

阿米巴痢疾是一种传染病,其病原体是溶组织阿米巴,属于原生动物门,其身体仅由一个细胞构成,没有固定的外形,可以任意改变体形。同时也能在全身各处伸出伪足来运动和摄食。溶组织阿米巴有两种形态,即滋养体和包囊。滋养体又分大、小滋养体两个阶段。大滋养体直径30~40μm,外质透明,运动时外质伸出伪足做定向运动侵袭组织。它以吞噬组织碎片、红细胞与细菌等为食。当宿主免疫功能正常,或肠道环境不利于其生存时,大滋养体可变为小滋养体,直径缩减为10~20μm,其伪足短小,运动迟缓。大滋养体有致病力,能侵袭宿主肠壁,并进入肠外组织,而小滋养体多无致病力。有时滋养体亦可自组织内落入肠腔,形成包囊,随粪便排出体外。人们吃了被成熟包囊污染的食物或饮水后,胃酸没有将其杀灭,包囊在肠内可演变成大、小滋养体。滋养体在体外抵抗力弱,30分钟即失去运动能力,易死亡。包囊对外界抵抗力强,在粪便中可存活2周以上,在水中,如条件适宜可存活5周以上,包囊具有传染性。

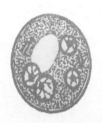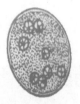

结肠内阿米巴包囊

2.传播途径

阿米巴痢疾的主要传染源是慢性患者、恢复期患者及无症状的包囊携带者,主要通过污染的水源、蔬菜、瓜果等食物经消化道传播,也可以通过污染的手、用品、苍蝇、蟑螂等间接途径经口传播。所有人群都容易感染阿米巴痢疾,感染后不产生免疫力,所以高发地区容易出现再感染现象。阿米巴包囊进入消化道后,在肠道内被机体消化,分裂成很多小滋养体,寄居于肠道,并不致病。如果机体免疫力低下,小滋养体会侵入肠黏膜,在肠道内发育为有致病性的大滋养体,破坏肠道组织,从而出现解果酱样大便等痢疾样症状。

3.阿米巴痢疾的症状

急性阿米巴痢疾的特征性症状是黏液血便呈果酱样,腹泻每日可达十余次,有腐败腥臭味。有些感染者起病比较缓慢,常以腹痛、腹泻开始,病程可达数周,有的患者可自行缓解。若不治疗,易复发。还有一小部分重型患者起病比较急,伴有高热、恶寒、剧烈腹绞痛,里急后重明显,大便呈黏液血性或血水样,奇臭,患者甚至出现呕吐、失水,迅速发生虚脱,后期可并发肠出血、肠穿孔,如不及时抢救,可于1~2周内死亡。

4.阿米巴痢疾的处理

得了阿米巴痢疾,如果不及时进行规范的治疗,轻者病情反复发作,重者可能危及生命。因此我们青少年一旦发现自己或周围亲属有疑似得了阿米巴痢疾的人,都应该及时到当地正规医院就诊,在医生的指导下进行正规的治疗,争取早日康复。

5.怎样预防阿米巴痢疾

预防阿米巴痢疾的基本原则是彻底治疗病人和病原体携带者;大力消灭苍蝇和蟑螂;讲究饮水和饮食卫生,加强粪便管理,防止粪便污染食物和水。

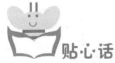

贴·心·话

阿米巴肝脓肿是由溶组织阿米巴滋养体通过门静脉到达肝脏,引起肝细胞溶解坏死,成为脓肿。患者往往有持续或间歇的发热、食欲不佳、体质虚弱,还有些患者会有肝脏肿大,且具触痛,约半数病人在1周至数年前曾患有阿米巴痢疾病史。阿米巴肝脓肿多见于农村中年男性,目前有特效的药物和方法治疗阿米巴肝脓肿,治愈率较高。疗效不好的往往是未经正规治疗者或未及时接受治疗的患者。

十、华支睾肝吸虫病

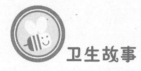

卫生故事

小明爸爸肚子里的虫子

小明的爸爸是一家公司的老板,经常有应酬,他喜欢生吃鱼虾,几乎是每餐必点。一天上午他突然觉得右上腹部疼痛,而且还一直发高烧,他以为是感冒了,于是就吃了点儿感冒药,但是到了下午,腹痛持续加重。于是他赶紧到医院就诊。经检查发现,小明爸爸的胆管内居然藏着大量的肝吸虫,堵塞了胆管。医生确诊后,马上为他安排手术治疗,从他体内肝胆管的胆汁引流液中引出了近千条肝吸虫,加上排出的体液足足装满了两个500mL的袋子。

肝吸虫虫卵通过人畜粪便排出体外,吃了被肝吸虫囊蚴污染的食物就会感染此病。据医生介绍,"常见的河鱼、河虾等都可能含有肝吸虫,必须煮熟才能食用。千万不要贪吃生的。"患上肝吸虫病后,可出现消化不良、腹部不适、腹泻等症状,严重时还会出现寒战。初期症状与肝炎相似,所以往往会被误诊。现在小明的爸爸经过医院积极的治疗已经康复出院了,他说他从此以后再也不生吃鱼虾了!

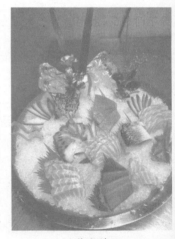

生鱼片

互动讨论

1.你知道生食鱼虾有哪些危害吗?

2.肝吸虫病有哪些表现？

3.如果亲朋好友有生食鱼虾的习惯,我们青少年应该怎么办？

我们的应对

我国很多地方有食用"生鱼、生虾"的习俗,许多餐馆饭店也有"生鱼片"和"涮鱼片"等菜肴。其实,这些吃法很不卫生。有的淡水鱼虾受了寄生虫污染,一旦食用生的或未煮熟的鱼虾,就会难以避免地感染寄生虫。我们青少年应该扩展知识面,对肝吸虫病有一定的了解。如果我们的家乡有类似的生食鱼虾习惯,我们青少年应该以身作则改变这种习惯,同时应该向亲朋好友讲明这其中的利害,让我们做一个健康饮食宣传小卫士。

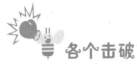

各个击破

1.肝吸虫的个人档案

　　肝吸虫又称华支睾吸虫,肝吸虫病成虫主要寄生于人或哺乳动物(如猫、狗、猪、鼠)的肝胆管内。肝吸虫幼虫对调味品的抵抗力比较强,在酱油内(含氯化钠19.3%)可维持5小时,在食醋内(含醋酸3.36%)可维持2小时才死亡。因此,吃生鱼的人即使加了醋等调味品后,也很容易感染本病。因囊蚴在较厚的鱼肉深部,爆炒或油炸有时都不能杀死它。肝吸虫成虫虫体狭窄、扁薄、透明,前端尖、后端钝,大小为(10~25)mm×(3~5)mm(如葵花子般大小);其虫卵呈黄褐色,是人体寄生虫卵中之最小者。肝吸虫主要寄生于人体的肝内胆管中,引起食欲降低、腹泻、上腹部不适、肝肿大等症状。

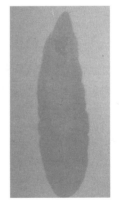

肝吸虫

2.肝吸虫的作案对象

肝吸虫病的流行,主要与人们生食、半生食淡水鱼虾有关,广东的居民喜食"生鱼""生鱼粥";江浙一带居民喜食生虾或醉虾;辽宁的朝鲜族常用生鱼佐酒;山东、河南等省的儿童喜欢烤食小鱼。有上述进食习惯的人群是肝吸虫的主要作案对象。

3.肝吸虫病的主要症状

肝吸虫病患者早期往往无明显症状,仅在病人粪便中发现虫卵,有少数人会有上腹部不适和腹泻等症状。如果病情发展较重,患者除有食欲降低、腹泻、腹胀、肝肿大等消化道症状外,还常常会有心跳加快、失眠、眩晕等神经系统症状。有些严重感染的儿童,还可能出现营养不良和生长发育障碍。

4.肝吸虫病的处理

在日常生活中,若我们或者亲朋好友有类似的饮食习惯,一旦发现有类似不适症状,应该及时到当地医院进行相关检查。如果确诊得了肝吸虫病,应该在医生的指导下进行规范治疗,争取早日康复。

5.肝吸虫病的预防

讲到这里,我想大家都明白怎么预防肝吸虫病了,即只有彻底不吃生鱼和未熟透的鱼虾才是最好的预防办法。因此我们应该向我们的亲朋好友做好宣传,养成不食用生鱼和未熟透鱼虾的习惯,避免病从口入,做到防患于未然。

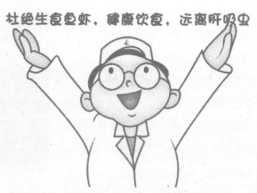

预防肝吸虫病注意事项

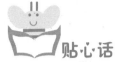

贴心话

　　肝吸虫即华支睾吸虫病,主要分布在亚洲,如中国、日本、朝鲜、越南和东南亚国家。在我国大陆除青海、宁夏、内蒙古、西藏等尚未见报道外,其余25个省、市、自治区都有不同程度流行。肝吸虫幼虫在水中首先被淡水螺吞食,在淡水螺体内生长一段时间后才能寄生到淡水鱼、虾类的体内,肝吸虫幼虫在鱼虾体内可存活3个月到1年。因此结合农业生产清理塘泥或用药杀灭螺,对控制本病也有一定的作用。

十一、肝片虫与姜片虫病

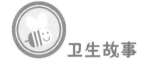

卫生故事

小红肚子里的"姜片"

　　小红今年13岁,是一名初二学生,生活在鱼米之乡的江南。平时身体健康。可是最近小红莫名其妙地感觉全身无力,没有精神,而且一天午饭后小红开始频繁地拉肚子,而且大便奇臭,并伴有肚子疼。刚开始小红的爸爸、妈妈以为她吃坏东西了,没太在意。可是到了下午,开始恶心、呕吐,吐出来有"生姜片"一样的东西,可是她午饭没有吃姜片啊,这是怎么回事呢?小红赶紧告诉了爸爸、妈妈,这下可吓坏了他们,于是他们赶紧带着小红来到了当地医院。

　　他们详细地讲述了小红的病情后,大夫问小红平时有没有生吃过菱角,小红说她最爱生吃菱角了,秋天菱角成熟时,她几乎每天都吃。根据小红陈述的病史和症状,医生说小红得的是一种寄生虫病,叫姜片虫病,需要住院治疗。在医院经过医生的积极治疗,小红现在已经痊愈了。

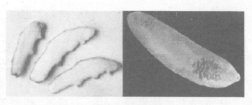

姜片和姜片虫

 互动讨论

1.什么是姜片虫病？你见过姜片虫吗？

2.姜片虫病是怎么得的？姜片虫病都有什么症状？

3.我们青少年在日常生活中应该怎么做才能不得姜片虫病？

 我们的应对

秋季是菱角、荸荠采摘时节，刚摘下来又鲜又嫩，忍不住吃进嘴里。菱角生长在水中，易受到姜片虫的感染。然而，许多人吃生菱角用嘴啃皮，而不经消毒杀菌，很易感染上姜片虫病。姜片虫虫体肥厚，在显微镜下观察极似切下的姜片，进入人体后寄生于小肠内，能牢固地吸附在肠壁上，使肠黏膜发炎、水肿，形成溃疡，从而导致营养不良、消瘦和贫血等，对小儿危害更大。当人们生吃菱角后，附在菱角表面的姜片虫幼虫容易一同被食入人体。幼虫在人的肠内发育为成虫，引起症状。患者表现有腹痛、腹泻、恶心、呕吐、大便稀薄和恶臭。儿童患者还有浮肿、贫血、腹胀等，久病后可影响生长发育。因此我们青少年应当对姜片虫病有一个初步的认识，了解姜片虫病是怎么得的，都有什么症状，怎样才能预防，从而免受姜片虫感染。

 各个击破

1.姜片虫个人档案

姜片虫，全名布氏姜片吸虫，是寄生于人体的最大吸虫。姜片虫病是人、猪共患的寄生虫病,流行于亚洲的印度、孟加拉、越南、泰国、马来西亚、菲律宾及中国等国家。姜片虫成虫寄生在人的小肠上段,虫卵随粪便排入水中,在适宜温度(26℃~32℃)下经3~7周的发育孵出姜片虫幼虫。姜片虫幼虫在扁卷螺中发育1~2个月后,吸附于水生植物(菱角、荸荠、茭白、水浮莲、浮萍等物体)的表面。当人吃了带有姜片虫幼虫的菱角等水生植物后,姜片虫幼虫会吸附于人体的小肠黏膜上段,大概经过1~3个月发育为成虫。姜片虫还可以寄生于猪的体内,其过程和其在人体内的过程类似。姜片虫在猪体内的寿命不超过两年,在人体内的寿命最长可达4年半。

2.姜片虫的作案对象

根据我国一些地区的调查,姜片虫病主要流行于种植菱角及其他可供生食的水生植物丰富的地区。我国姜片虫病的流行多见于东南沿海的平原水网地区、湖泊区及江河沿岸的冲积平原和三角洲地带,以及内陆的平原及盆地,以水乡为主要流行区。

人体姜片虫病一般以青少年为多见。生食菱角、茭白等水生植物,尤其在收摘菱角时,边采边食易于感染。在城镇集市上购得的菱角,如果生吃也可能感染。研究人员曾在一只菱角上找到688个囊蚴,如为保鲜经常在菱角上洒水,囊蚴生存力可保持较久。猪感染姜片虫较普遍,是最重要的保虫宿主。

3.姜片虫病的症状

潜伏期1~3个月,视感染度和患者体质的差异,临床表现不一。轻度感染者可无明显症状。当人体寄生虫数量较多时,常会出现腹痛、恶心、呕吐,间歇性腹泻或腹泻与便秘交替。粪便中常有不消化食物,量多、稀薄而奇臭。青少年在营养不足、又反复中度感染的情况下,可出现低热、消瘦、贫血、浮肿、腹水以及智力减退和发育障碍等,少数可因衰竭、虚脱而死亡。

4.得了姜片虫病应该怎么办

日常生活中如果我们有生吃菱角等水生植物的习惯,一旦发现有类似姜片虫病的症状,应该及时到当地医院就诊,在医生的指导下,规范治疗,不应在家拖延病情,贻误治疗时机。

5.怎样才能远离姜片虫

在日常生活中,我们青少年应该不吃带皮壳的生菱角、生荸荠等。若生吃一定要洗刷干净,并在沸水中烫浸,用刀将皮壳削掉。不喝生水,注意保持清洁卫生。

贴·心·话

肝片虫是牛羊及其他哺乳动物胆管内的常见寄生虫。人体亦可被感染,由肝片形吸虫引起的疾病称肝片形吸虫病。肝片虫与姜片虫同属片形科,是大型吸虫之一。肝片虫成长史类似于姜片虫。肝片虫在绵羊体内寄生的最长纪录为11年,在人体可达12~13年。肝片形吸虫呈世界性分布。国外个别地区有局部流行区存在。在我国,人群感染率为0.002%~0.171%,散发于15个省市,其中以甘肃省的感染率最高。估计全国感染人数为12万左右。肝片虫寄生的宿主甚为广泛,除牛、羊外,还可寄生于猪、马、犬、猫、驴、兔、猴、骆驼、象、熊、鹿等动物。人体感染多因生食水生植物如水田芹等茎叶。在低洼潮湿的沼泽地,牛、羊的粪便污染环境;又有椎体螺类的存在,牛、羊吃草时便较易造成感染。

本病的潜伏期为2~3个月,病程分急性期与慢性期。急性期一般持续3~4个月,多数病人感觉乏力、食欲不振、腹胀,部分病人体重减轻,肝脏轻度或中度肿大,少数感染者脾脏也有增大。慢性期病人表现为肝区疼痛、黄疸、贫血和肝功能异常。预防肝片虫感染主要是注意饮食卫生,勿生食水生植物。

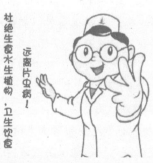

预防肝片虫与姜片虫注意事项

十二、蛔虫病

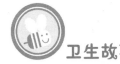

卫生故事

龙龙肚子里的蛔虫

　　龙龙,今年12岁了,就要读初中一年级了,可是身高只有130cm,非常弱小,同时伴有严重的营养不良症状。近一年来,龙龙经常感觉腹痛,晚上睡觉时常磨牙,但由于症状不是特别明显,他的爸爸妈妈没有足够重视。前不久,龙龙开始出现严重的上腹部绞痛,发热高达39℃,全身皮肤及眼白发黄,这下可吓坏了他的爸爸妈妈,于是他们赶快带着龙龙到了省里的大医院进行检查。医生认真给龙龙检查后,说龙龙得的病是由于胆道蛔虫导致胆道梗阻、胆道感染引起的。于是医院很快给龙龙安排了相关治疗,医生在消化内镜引导下,最终顺利地从龙龙的胆道取出已经坏死成团的大量蛔虫。之后医生又给小龙龙安排了相关的驱虫治疗,现在小龙龙已经长得白白胖胖了,健健康康地上学了。

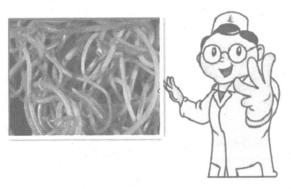

患者体内取出的蛔虫

互动讨论

1.你见过蛔虫长什么样子吗？你得过蛔虫病吗？

2.你知道蛔虫病是怎么得的吗？

3.你知道怎样预防蛔虫病吗？得了蛔虫病我们应该怎么办呢？

我们的应对

蛔虫病是青少年最常患的一种寄生虫病,很多人不以为然,但殊不知,蛔虫病可以引起导致小龙龙住院的胆道蛔虫病这种可怕的并发症。蛔虫主要寄生于人体的肠道内,以肠腔内未完全消化的食物为食。患有蛔虫病的人往往会不喜欢吃饭或者经常感觉饥饿,部分人还会经常有腹痛、烦躁易惊、精神差、磨牙等症状。感染严重者可造成营养不良,影响生长发育。所以我们青少年应该了解蛔虫感染的途径,同时更应懂得如何防治蛔虫病。

1.蛔虫个人档案

蛔虫是人体肠道内最大的寄生线虫,成体略带粉红色或微黄色,体表有横纹,雄虫尾部常卷曲。蛔虫卵被人吞入体内后,蛔虫的幼虫从卵中脱壳而出,侵入肠黏膜血管进入门静脉,经肝脏、心脏至肺泡,再由气管到喉头,被重新吞下至小肠中,发育成为一条成虫。蛔虫从虫卵发育成成虫需要10~11周,蛔虫的寿命达10~12个月,蛔虫感染者体内的蛔虫数可以有一条至数十条,甚至多达1000条以上。蛔虫在人体内最长能够长到30cm长。

2.蛔虫的作案对象

世界各地都有蛔虫病的流行,是人体最常见的寄生虫,尤其在温暖、潮湿和卫生条件差的地区,感染蛔虫的现象较为普遍。寄生于人体内的蛔虫每天都要从大便中排出大量虫卵,刚刚排出的虫卵并无感染力,在适当的条件下,变为具有感染力的虫卵,并散布于食物、水源及生活环境之中,如果我们吃了附有虫卵的生菜、水果等污染食品,就会感染蛔虫。其中农村感染率比城市高,儿童比成人更容易感染蛔虫。目前,我国多数地区农村人群的感染率仍高达60%~90%。

3.蛔虫病症状

蛔虫病是吞食蛔虫卵后感染的一种最常见的肠道寄生虫病。蛔虫的幼虫在移行过程中可出现发热、咳嗽、哮喘、皮肤瘙痒等症状。成虫可导致上腹部或脐周阵发性疼痛,时有呕吐或腹泻、睡眠时磨牙、面部有色素变浅的环状虫斑等。蛔虫有乱窜钻孔的习性,进入脑部,可能引起癫痫;窜入阑尾,可引起阑尾炎或阑尾穿孔;钻入气管,可引起窒息。当服用驱虫药时,或有发热及腹泻时,蛔虫可以钻入胆道,引起胆道蛔虫症。蛔虫成团可能引起肠梗阻等。蛔虫寄生在人体可以引起病人营养不良,尤其在大量寄生时更为明显,病人表现为面黄肌瘦、食欲不振、体重下降等症状。

4.得了蛔虫病我们应该怎么办

蛔虫寄生在人体可造成许多危害,所以对蛔虫病千万不可等闲视之。诊断蛔虫病,最简单最可靠的就是化验粪便,如果在其中发现有蛔虫卵,便可以确诊为蛔虫病。治疗蛔虫病的药物很多,有些人服药后虽然驱出很多蛔虫,但仍然不能根治,常要在医生指导下多次反复治疗才能根治。

5.蛔虫病的预防

预防蛔虫病我们青少年应该做到以下三点:(1)注意饮食卫生,不吃不洁的生冷食物,生食的蔬菜瓜果一定要洗净后才能食用;(2)养成良好的卫生习惯,不可随地大便;(3)对粪便进行无害化处理。蛔虫病的传播途径为蛔虫的虫卵随大便排出体外,继而污染周围环境,又可污染蔬菜瓜果等。因为一旦吞食,即可感染,所以要做到饭前便后洗手,勤剪指甲。儿童不要吮吸指头。

贴心话

蛔虫病在儿童中发病较多,尤其在学龄期与学龄前期儿童发病率最高。蛔虫在人体的生活史是虫卵—幼虫—成虫。幼虫经过肺脏时，可引起炎症反应。当成虫在小肠内寄生时，多数患儿可无任何临床症状，有的患儿可出现腹痛等肠道功能紊乱。小肠内寄生的蛔虫通常处于安静状态，但如果受到发热、腹泻等刺激后可引起骚动。由于蛔虫有钻孔习性，因而可产生各种并发症。当蛔虫钻入胆道，可引发急性胆囊炎、急性胆管炎、胆道蛔虫症，可出现高热、腹痛、黄疸等症状。当蛔虫大量在小肠内缠结成团时，可引起肠道梗阻，导致剧烈腹痛。当蛔虫从小肠或阑尾穿孔进入腹腔后，可引起蛔虫性腹膜炎，也会出现腹痛和发热，甚至休克等症状。因此，当我们青少年有类似感染症状时，一定要及时请医生诊治。

十三、绦虫病

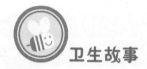

卫生故事

小梅肚子里吐出的"面条"

小梅，今年15岁，是一名藏族的小姑娘，上高中一年级。一天饭后，她腹部剧烈疼痛，老感觉有东西往外钻。一阵呕吐后，小梅发现呕吐物里除了刚吃的东西，还有宽宽的白色"面条"，而且"面条"还会动。可她这几天没吃面条啊，这是怎么回事呢？小梅很快就被送到当地医院急诊科。医生排除了胃肠炎和急性胰腺炎等疾病，推断她可能是得了寄生虫病。经过进一步检查，医生判断小梅肚子里的寄生虫是绦虫。绦虫是扁平状的，长达数米到十几米，寄生在人的小肠中。继续追问之下，小梅说，好几年前不时发现排出的粪便中有白色片状物，她以为是食物残渣，也没觉得有什么不舒服，就没有管它。小梅这么一说，医生更加确定她是患上了绦虫病。因为小梅生活的藏族聚居区有生吃牛肉的习惯，她应该是生吃了寄生在牛肉里的牛肉绦虫的幼虫患上的绦虫病。在医院内镜中心,医生在内镜下见到她的十二指肠中果然有长长的绦虫虫体,绦虫的一端还在不断蠕动。在助手的配合下,医生用钳子抓住肠腔内的绦虫,将它拉出体外。虫体取出后,小梅的腹痛也立即缓解了。粗略估计,这些虫体拼起来至少有80厘米长,最宽的有刀削面宽,最细的只有金针菇细。考虑到体内还残留绦虫,医生给小梅进行了住院驱虫治疗,现在小梅已经康复出院了。

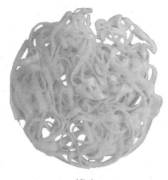

绦虫

互动讨论

1.绦虫如此长,除牛外,还可以寄生在哪些动物体内呢?

2.你知道吃牛肉为什么会引起绦虫病吗?那我们又应该怎样来预防绦虫病呢?

3.如果得了绦虫病我们应该怎么办呢?

我们的应对

绦虫病是由猪绦虫或牛绦虫寄生在人体所引起的疾病。患者常无明显的自觉症状,大多以发现大便或内裤中有白色扁片状虫而就诊。有些患者也可以出现腹痛、夜间磨牙等不适,个别患者还可因绦虫阻塞肠道而出现肠梗阻。该虫在人体中一般只寄生一条,但在我国个别流行地区,呈多虫感染,平均每人多达8条。现代人饮食多样化,在吃西餐时一般都不喜欢吃太老的牛排,就容易感染上牛绦虫病。因此我们青少年应该了解绦虫病的感染途径、症状和预防,防止小梅的故事在我们身上重演。

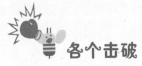 各个击破

1.绦虫的个人档案

绦虫是人体较为常见的一种寄生虫,成虫为乳白色,扁平状,分为多个节段和节片。除了牛肉可以寄生绦虫的幼虫外,猪肉里也可以寄生绦虫,根据寄生的动物不同,可分为牛肉绦虫或猪肉绦虫。绦虫的成虫很长,像一条带子,绦虫长约4~8m,因此又称为牛带绦虫或猪带绦虫。绦虫寄生在人的小肠内,节片可单个或数节相连随人的粪便排出体外,不排便时也可自行逸出散落在内裤或被褥中。排出体外的节片被牛或者猪吞食,节片中的虫卵在牛或猪体内发育为幼虫,寄生在牛肉或者猪肉中。人们如果吃了这样的生肉,或者在烹调过程中肉中的幼虫没有被杀死,就会经口进入人体的消化道,在人的小肠内逐渐长大,发育为牛肉绦虫或者猪肉绦虫。

2.绦虫的作案对象

牛肉绦虫病主要流行于西藏、四川、广西、新疆、宁夏等少数民族地区,且常呈地方性流行。东北、华北、河南、云南、内蒙古、上海等地猪带绦虫病多见,猪带绦虫病和牛带绦虫病是因食用生的或未熟的含有囊尾蚴的猪肉或牛肉而受感染的。这与饮食习惯有关,亦可因生尝肉馅或生肉与熟食炊具不分,造成熟食被囊尾蚴污染。不论什么性别与年龄均可感染。

3.绦虫病的症状

牛肉、猪肉绦虫病的潜伏期为2~3个月,牛肉、猪肉绦虫病的临床症状轻微,粪便中发现节片是常见症状。牛肉绦虫脱落的妊娠节片从患者肛门自动逸出,在衬裤、被服上可见,偶可引起肛门搔痒。猪肉绦虫的节片一般随粪便排出,不自动从肛门逸出。大约有一半患者会有腹痛,一

般为上腹或全腹隐痛。少数患者有腹泻,也有患者会有多食或头昏等症状。猪肉绦虫病患者约有 2.5%~25%同时伴有囊尾蚴病。猪囊尾蚴病又称为猪囊虫病,是由猪带绦虫的幼虫——囊尾蚴引起的一种寄生虫病,可以寄生在人的心脏、大脑、眼睛等重要器官,如寄生在眼部,可影响视力,引起视网膜病变,甚至造成失明;如寄生在大脑,可引发癫痫、痴呆。所以猪囊尾蚴病比绦虫病的危害要大得多,治疗起来也比较棘手,并发症多,猪绦虫病的感染期限越长,自身感染而患囊尾蚴病的危险性越大。

4.正确对待绦虫病

绦虫在人体内最长可以寄生25年,绦虫病的临床症状轻微,粪便中发现节片是常见症状,如果发现了类似的症状不认真对待,往往会贻误病情。猪肉绦虫病会通过自身感染而患囊尾蚴病,并有可能危及生命。如果我们出现类似症状,应该及时到医院就诊,采取适当的治疗措施。

5.预防绦虫病

绦虫病是日常生活中一种常见的寄生虫病,我们应该怎样预防绦虫感染呢? 关键就是注意饮食卫生,改变不良的饮食方式。肉类必须煮熟煮透才可食用,切生菜和熟菜的刀、砧板要分开,用后应洗刷干净等。只有我们日常生活中有了良好的饮食习惯,绦虫才不会找上我们。

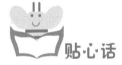

贴心话

猪肉绦虫感染,往往是由于食用了含有绦虫幼虫的"米猪肉"引起的。米猪肉是一种含有寄生虫幼虫的病猪肉,"米心"呈黄豆大小,水泡样、半透明。人若误食了这种"米心",就会在人体小肠中长出长达2~4m的绦虫,病人的大便中一节一节的白虫子,就是绦虫成虫排出的节片(农村俗称"寸白虫")。"米猪肉"来源于放养猪,在有些地方,养猪人不是将猪圈养,而是放养,在野外乱跑时吃了带有绦虫卵的粪便所致。

十四、旋毛虫病

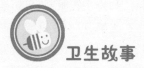

卫生故事

都是饺子惹的祸

大龙和小龙是兄弟俩,他们生活在一个三世同堂的幸福家庭里。一天,大龙和小龙相继出现发烧、呕吐、腹痛等症状,而且还不想吃油腻的食物,全身无力,于是他们被爸爸妈妈送进附近的医院。两个星期以后,他们的爸爸突然感觉全身肌肉酸痛,尤其是小腿更明显,接着很快又发现两腿无力,不能站立。随后大龙和小龙也出现了与爸爸相同的症状。医生从他们爸爸的小腿上取出一点儿肌肉,放在显微镜下检查,看到肌细胞之间有些梭形包有蜷曲幼虫的囊包。与此同时,家中又传来消息,他们的爷爷和奶奶也因出现同样的症状而病倒。就这样,一家人除了他们的妈妈外,全都住进了医院。他们得的到底是什么病呢? 为什么他们家六口人有五人得病,而他们的妈妈却能够幸免呢?

经医生诊断,他们患的是同样的疾病——旋毛虫病。后来经他们回忆,他们一家有五人吃过未煮熟的饺子,他们的妈妈由于加班回来晚了,便将已冷的饺子重新热过一遍再吃,才得以幸免。

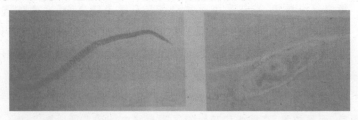

互动讨论

1.你听说过旋毛虫病吗?

2.你知道旋毛虫病是怎样得的吗？那么旋毛虫有哪些危害呢？

3.我们怎样做才能预防旋毛虫病呢？

我们的应对

旋毛虫是一种很细的线虫，多寄生于猪、狗、猫以及野猪、鼠等体内。人食用了生的或未煮熟煮透、带有旋毛虫的病肉后可以感染旋毛虫病。旋毛虫病对人类健康威胁很大，世界各地均有分布。我国是旋毛虫污染较严重的国家之一，东北三省、河南南阳地区、湖北襄阳地区、云南、西藏等地是我国旋毛虫病的重要分布区。旋毛虫病对人体致病作用的强弱，与摄入幼虫包囊数量、活力以及人体的免疫功能状态等因素有关。我们青少年应该了解旋毛虫的传播途径和治疗，掌握旋毛虫病的预防措施，让旋毛虫病远离我们的生活。

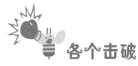

各个击破

1.旋毛虫的个人档案

旋毛虫病呈世界性分布，人群普遍易感，与年龄、性别、职业、地域、季节无关。主要与食用生食的习惯有关。人类食用生的或不熟的猪肉或其他动物肉而感染。骨骼肌中的包囊在−12℃时可存活57天，在腐肉中可存活2~3个月。不充分的熏烤或涮食都不足以杀死包囊幼虫。旋毛形线虫（简称旋毛虫）成虫细小，长2~4mm，旋毛虫在宿主的小肠内交配，交配后雌虫钻入肠壁内产出幼虫，幼虫被血流带到身体各部，在横纹肌内生长，约经4周形成梭状包囊，称为囊虫期幼虫。当人食用含有包囊的猪、羊肉后，就可能会得旋毛虫病。

2.旋毛虫的作案手法

旋毛虫感染是由于生吃含幼虫包囊的猪、羊肉。包囊进入新宿主后，经胃液消化，幼虫逸出寄生于肠道内，以血浆和细胞液等为食饵，经5~6天发育变为成虫。雌雄交配后雄虫死亡，自肠腔排出体外，雌虫则继续长大,并深入肠黏膜,开始产幼虫,幼虫则绝大多数通过淋巴管或小静脉经血液循环带到全身各器官组织、肌肉及体腔,只有到达横纹肌的旋毛虫幼虫才能发育成有感染力的包囊,从而导致人体发病。

3.旋毛虫病的症状

旋毛虫病患者病前1~2周一般都食用过生猪肉等肉制品。早期相当于旋毛虫成虫在小肠阶段,可表现出恶心、呕吐、腹痛、腹泻等症状,通常轻而短暂;急性期即幼虫在体内移行期,主要症状是发热、水肿、皮疹和剧烈的肌痛等;恢复期即旋毛虫包囊所致症状,急性期症状渐退,而乏力、肌痛、消瘦等症状可持续较长时间。

4.得了旋毛虫病我们应该怎么办

如果我们一旦发现自己或者周围亲属有类似旋毛虫病的症状,我们应该及时到当地医院就诊,在医生的指导下进行确诊和治疗。

5.怎样才能远离旋毛虫病

旋毛虫幼虫包囊在横纹肌中抵抗力强,70℃时可杀死包囊幼虫,但深部肌肉中的幼虫仍可保持活力,故炒和蒸的时间不足,进食后也可发病。因此我们青少年在日常生活中应加强对家人及亲朋好友的卫生宣教,不吃生的或未煮熟的猪肉及其他哺乳类动物肉或肉制品;切肉、切凉菜的刀、砧板要生熟分开,这些是最简单而有效的预防措施。搞好卫生,消灭鼠类,禁止随意抛弃动物尸体和内脏。

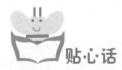

贴心话

旋毛虫病分布于世界各地。宿主包括人、猪、犬、猫、鼠、熊、狐、狼、貂和黄鼠狼等120多种哺乳动物,甚至连不吃肉的鲸也能感染旋毛虫。肌肉中包囊幼虫对外界环境的抵抗力很强,盐渍或烟熏不能杀死肌肉深层的幼虫。腐败的动物尸体内因可长时间保存旋毛虫的感染力,往往成为其他动物的感染源。

据调查,鼠旋毛虫的感染率较高,猪感染旋毛虫的主要原因是吞食了含有旋毛虫包囊的肉末或鼠类,并与鼠粪污染猪圈或饲料有关。另外废肉水、生肉屑和其他动物尸体亦可能是猪感染旋毛虫的来源。犬的活动范围更广，可以吃到多种动物的尸体，因而其旋毛虫的感染率远远大于猪。人感染旋毛虫主要是食用生肉或肉类烹调不当，误食含有活的旋毛虫幼虫包囊所致。

　　据20世纪70年代初的资料估计，美国约150万人肌肉中带有旋毛虫囊包，每年新感染的人数达15~30万。中国自70年代以来曾先后在云南、河南、西藏、辽宁、黑龙江等地发现病人。人的感染率与疫源地的存在及生食肉类的饮食习惯有关。

十五、三聚氰胺惹的祸

 ## 卫生故事

震惊国人的三聚氰胺奶粉事件

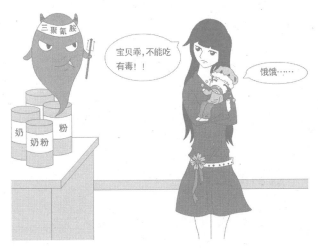

2008年9月16日中央电视台报道,国家质检总局紧急在全国开展了婴幼儿奶粉三聚氰胺含量专项检查。阶段性检查结果显示,有22家婴幼儿奶粉生产企业的69批次产品检出了含量不同的三聚氰胺。截至2008年9月17日,全国有6244例婴幼儿发现肾结石,158例患儿出现肾功能衰竭,死亡3例,引起了食用婴幼儿奶粉家长的恐慌和愤怒。三聚氰胺污染的三鹿牌婴幼儿配方奶粉,受到了极大的冲击,9月16日石家庄市中级人民法院12日宣布,品牌价值曾高达149.07亿元的中国知名乳品企业石家庄市三鹿集团股份有限公司破产。

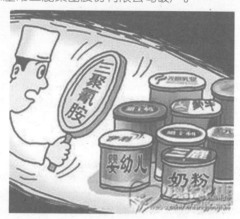

三鹿奶粉事件

互动讨论

1.三聚氰胺究竟是什么物质?

2. 三聚氰胺对人体有什么危害?出现危害后有什么表现?

我们的应对

三聚氰胺是一种很常见的塑料化工原料,正常情况下用于工业,由于其含氮量很高,又名"蛋白精";加之无特殊气味、生产工艺简单、成本很低,使得掺假、造假者用其代替蛋白原料以提高食品中的蛋白含量(常通过检测含氮量间接反映蛋白含量)。三聚氰胺本身毒性低,但可与体内的三聚氰酸形成结晶,进而形成结石阻塞泌尿系统,最终导致肾功能衰竭。成人由于代谢排毒功能较强,肾功能衰竭发生率较低。而婴幼儿若长期食用被三聚氰胺污染的奶粉,加之人小各器官功能发育未完善,排毒能力差、表述能力差,因此,我们在生活中要注意观察他们是否有不明原因的哭闹,排尿时是否更明显;尿是否出现红色;尿量是否减少或无尿。若有,应尽快到正规医院检查,毕竟在接受正规治疗后,可排出全部结石,一般不会造成永久性伤害。

各个击破

1. 三聚氰胺是一种工业原料

三聚氰胺学名三胺三嗪,又名"蛋白精",是一种三嗪类含氮杂环有机化合物。主要用途是与醛缩合,生成三聚氰胺－甲醛树脂,生产塑料,这种塑料不易着火、耐水、耐热、耐老化、耐电弧、耐化学腐蚀,有良好的绝缘性能和机械强度,是木材、涂料、造纸、纺织、皮革、电器等不可缺少的原料。它还可以用来做胶水和阻燃剂,部分亚洲国家也被用来制造化肥。

2. 利益驱使让三聚氰胺变身

三聚氰胺分子最大的特点就是含氮原子多,这特点本来也没啥好说的,这种化工原料多如牛毛,这特点也不足以让三聚氰胺如此出名。我们知道,食品工业中常常需要检查蛋白质含量,但是直接测量蛋白质含量的技术比较复杂,成本也比较高,不适合大范围推广,所以业界常常使用一种叫做"凯氏定氮法"的方法,通过检测食品中氮原子的含量来间接推算蛋白质的含量。也就是说,食品中氮原子含量越高,这种食物蛋白质含量就越高。这样一来,让名不见经传的三聚氰胺仅因其分子中含氮原子比较多就派上大用场了。三聚氰胺的含氮量很高(66%),加之其生产工艺简单、成本很低,给了掺假、造假者极大的利益驱动,有人估算在植物蛋白粉和饲料中使蛋白质增加一个百分点,用三聚氰胺的费用只有真实蛋白原料的1/5。所以"增加"产品的表观蛋白质含量是添加三聚

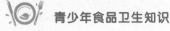

氰胺的主要原因;三聚氰胺作为一种白色结晶粉末,没有什么气味和味道,掺杂后不易被发现等也成了掺假、造假者心存侥幸的另一原因。

三聚氰胺最早被造假者用在家畜饲料生产中,饲料中添加了这玩意,仪器一检测,氮原子很多啊,一推算,蛋白质含量也很高,生产者顺理成章地就省下昂贵的蛋白粉开支了。三聚氰胺虽然有毒,但是牛羊体积都比较大,肾功能强,能顺利代谢毒素,吃了,好像也没啥死牛死羊的事情发生,于是也没人去关注。随后,造假者扩大应用范围,顺便把三聚氰胺用于出口美国的宠物饲料中,当然不幸的是,猫狗等宠物体积比牛羊小多了,代谢能力差,这三聚氰胺的毒性影响也就大了,结果毒死了猫狗,惊动了美国人,最后导致三聚氰胺这种东西进入美国食品药品管理局的视线。据说当时美国人发现三聚氰胺后百思不得其解,不知道为啥添加这玩意,还以为是老鼠药污染造成的。记得当时美国新闻媒体报道都是怀疑中国粮食仓库看管不严,造成老鼠药污染。后来终于有知情的中国人忍不住,告知这食品中添加三聚氰胺的奥秘,这才让高手云集的美国学术界恍然大悟,明白过来这复杂的高科技造假原因。这次三鹿奶粉事件,受“污染”的都是最便宜的18块钱一袋的婴儿奶粉,显然,三鹿为了占领农村奶粉市场这块最后的肥肉采取了低价倾销战略,但是卖这18块钱一袋的奶粉连本钱都不够,大量生产岂不亏老本了吗?于是三鹿为了节省成本,在奶粉中添加廉价大豆蛋白粉来替代奶粉,这大豆蛋白粉本来也没啥大事,但是,恰恰这次还添加了伪造蛋白质的三聚氰胺这高科技玩意,于是最终制造出这起轰动全国的三鹿奶粉事件。当然,成人奶粉中也可能添加了这种高科技玩意,因为成年人的代谢能力比婴儿强大得多,除了特殊的病人,自然也不会有中毒事件发生。

3.三聚氰胺对人体的危害及其表现

三聚氰胺本身毒性低,根据1945年的一个实验,将大剂量的三聚氰胺饲喂给猪、兔和狗后没有观察到明显的急性中毒现象。一项毒理学研究证实,回收的受污染宠物饲料中三聚氰酸与三聚氰胺并用,是造成猫严重肾功能衰竭的主要因素。三聚氰胺受热分解放出剧毒的氰化物气体。燃烧后可产生有害物质:一氧化碳、二氧化碳、氮氧化物、氰化氢。

为安全起见,一般采用三聚氰胺制造的食具都会标明"不可放进微波炉使用"。一般成年人身体会排出大部分的三聚氰胺,不过如果与三聚氰酸并用,会形成无法溶解的氰尿酸三聚氰胺,可引起严重的肾结石。已经有报道称,三聚氰胺在人体的消化过程中,特别是在胃酸的作用下,自身即可能部分转化为三聚氰酸,而与未转化部分形成结晶,进而形成结石。这种结石绝大部分累及双侧输尿管,这与成人泌尿系统结石临床表现有所不同,多发性结石影响肾功能的概率更高。长期摄取三聚氰胺可能损害生殖能力,造成膀胱结石或肾结石,并增加其膀胱、尿道出现恶性肿瘤的风险。美国食品药品管理局于2007年5月25日发布风险评估报告,指出人体可容忍的每日摄取量为0.63mg/kg体重。一个体重60kg的人若每天累积摄取三聚氰胺达37.8mg以上,将会有健康风险。

婴幼儿食用含有三聚氰胺的奶粉后3~6个月即可发病,甘肃最小发病年龄为出生后17~21天,说明发病时间可以很短。由于婴幼儿不能表达症状,所以有病的孩子常有不明原因的哭闹,排尿时更明显,可有呕吐;尿可出现红色或显微镜下观察有尿血。出现肾功能衰竭时,可表现少尿或无尿;男婴可出现尿痛、排尿困难,后期可有高血压、水肿等。

4.三聚氰胺危害的处理

三聚氰胺的致病机理是在尿路结晶形成结石阻塞泌尿系统,最终导致肾功能衰竭。如果能够及时解除尿路梗阻,肾功能会很快恢复正常。由于患儿多不具备症状主诉能力,家长需要加强对相关儿童的观察,若出现上述情况,应去医院检查,如腹部B超和(或)CT检查,可以帮助早期确定诊断。在治疗方面,目前没有针对三聚氰胺毒性作用的特效解毒剂,临床上主要依靠对症支持治疗,必要时可以考虑外科手术干预,解除患儿肾功能长期损害的风险。早期诊断、早期治疗,是使患儿早日康复的关键。

贴·心·话

食用被三聚氰胺污染的奶粉的婴幼儿,如果通过规范治疗,在超声影像检查中确定体内结石已经排出，血液生化检查显示肾功能正常，尿液检查也未见三聚氰胺者，一般不会造成永久性伤害。但病情严重的患儿在临床治愈后，还应该进行长期观察，若出现相关症状需及时去医院检查。

第五篇
常见食品的卫生问题

日常生活中人们常说的"开门七件事"和"开门五件事"分别是什么？开门七件事是柴、米、油、盐、酱、醋、茶；开门五件事是吃、喝、拉、撒、睡。可见食品是我们日常生活中至关重要的一部分。接下来，我们就来学习如何选择蔬菜、水果、谷物、奶类、肉类、蛋类、糕点等常见食物，以及这些食物的保鲜与储存。相信通过这一章的学习，大家一定能够对食物的挑选有一个理智的判别。

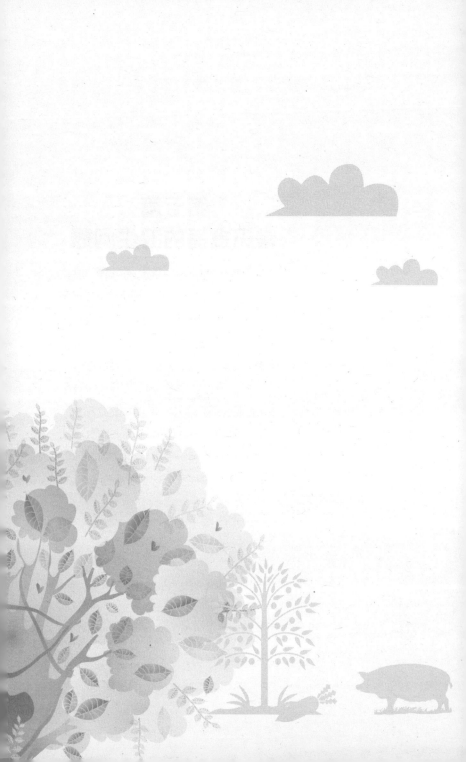

一、粮豆的选择与保存

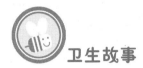

卫生故事

"陈化粮"中毒

　　2011年6月23日,黑龙江省医院接诊了13名来自八五一〇农场的疑似食物中毒的患儿,多位家长向媒体反映,孩子都在当地幼教中心上学,最近一个多月陆续有孩子出现呕吐、腹泻、流鼻血等症状,相继就医均未查出原因。有孩子无意间提到幼教中心大米饭不好吃,颜色发黄,闻起来臭,家长们前往幼教中心食堂发现,米饭竟然是用好米掺杂霉变大米做的,家长们说这些霉变的大米就是"陈化粮"。

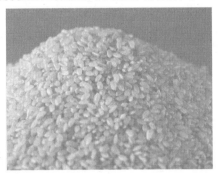

霉变大米

互动讨论

1.什么是"陈化粮",粮豆食品有哪些卫生问题?

2.如何保存和选择粮豆?

3.粮豆的生产有哪些环节,分别有什么问题?

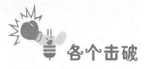

我们的应对

"陈化粮"是储存后变质的粮食,其黄曲霉毒素超标,极易造成黄曲霉毒素中毒。黄曲霉毒素是目前已知最强致癌物之一,食用被黄曲霉毒素严重污染的食品后可出现发热、腹痛、呕吐、食欲减退等症状。若一起饮食的群体同时发生上述症状,则要考虑是否是粮豆食品问题,应及时收集所食用的粮豆并去医院做相关检查。我们要避免粮豆食品卫生问题,应选择标志清楚且质优的粮豆食品,还要注意通风、干燥保存。

各个击破

1.粮豆的主要卫生问题

(1)真菌和真菌毒素污染粮豆类食品。粮豆在农田生长期、收获及贮藏过程中的各个环节均可受到真菌污染。当环境湿度较大、温度增高时,真菌易在粮豆中生长繁殖并使粮豆发生霉变,不仅使粮豆的感官性状改变,降低和失去其营养价值,而且还可能产生相应的真菌毒素,对人体健康造成危害。(2)农药残留。粮豆中农药残留可来自防治病虫害和除草时直接施用的农药,以及通过水、空气、土壤等途径将环境中污染的农药吸收到粮豆作物中。(3)仓储害虫。仓储害虫在原粮、半成品粮豆上都能生长并使其食用价值降低或失去。(4)无机夹杂物污染和掺伪粮食。

2.粮豆的选择和保存

一看:看包装上是否标明厂名、厂址、生产日期、保质期、质量等级、产品标准号等内容,面粉尽量选用标明不加增白剂的。二闻:正常的面粉具有麦香味,若有异味或霉味,则为增白剂添加过量,或面粉超过保质期,或遭到外部环境污染,已变质。三选:要根据不同的用途选择相应品种的面粉,制作面条、馒头、饺子等要选择面筋含量较高,有一定延展性、色泽好的面粉;制作糕点、饼干则选用面筋含量较低的面粉。

粮豆类食品应保存在避光通风、阴凉干燥处,潮湿和高温都会使面粉变质,面粉在适当的贮藏条件下可保存一年,保存不当会出现变质、生虫等现象。在面袋中放入花椒包可防止生虫。

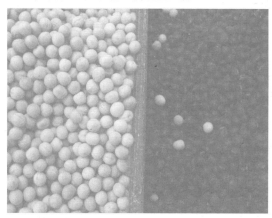

优质豆

优质米

3.粮豆的储藏、加工和运输管理

粮豆入库前做好质量检查;仓库应定期清扫,以保证清洁卫生;严格控制库内温度、湿度,按时翻仓、晾晒;定期监测粮豆温度和水分含量的变化,加强粮豆的质量检查,防止霉菌和昆虫的污染;粮豆使用药剂熏蒸后其残留量,应符合国家卫生标准方可出库、加工和销售。

粮豆在加工时应将有毒植物种子、无机夹杂物、霉变粮豆去除;粮豆的水分含量应控制在粮食为12%~14%、豆类为10%~13%的范围内;面粉加工时应控制增白剂的使用量,以免过量添加危害人体健康。

粮豆运输应有专用车船,并定期清洗消毒,禁止用装过农药、毒品或有异味的车船装运粮豆;使用符合卫生标准的专用粮豆包装袋;粮豆在销售过程中应防虫、防鼠和防潮,霉变和不符合卫生要求的粮豆禁止加工销售。

贴心话

优质粮豆的卫生质量要求:优质粮豆应颗粒完整,大小均匀,坚实丰满,表面光滑,具有各种粮粒固有的色泽和气味。无异味、无霉变、无虫蛀、无杂质(铁屑、泥沙、煤渣、鼠屎等)。水分在15%以下,各项理化指标应符合国家卫生标准。优质面粉和豆粉应呈粉末状,颜色均匀一致,无异味、无霉味,气味和滋味正常,手握紧后放开不成团,不含杂质、无蛀虫和结块。

二、水果、蔬菜的选择和保鲜

卫生故事

泡菜中毒

2011年4月5日,重庆万州一家四口在吃了自制的泡菜后,相继出现恶心、呕吐、四肢无力、呼吸困难等症状。去药店购买服用胃肠炎药物后,症状不减反而加重,最后被亲人送至附近医院。主管医生诊断为亚硝酸盐中毒,怀疑是泡菜腌制不当造成的。

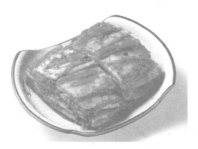

泡菜

互动讨论

1.泡菜为什么会引起中毒?

2.蔬菜水果有哪些卫生问题?

3.如何正确地选择、储存果蔬?

我们的应对

蔬菜是我们日常必需的食物之一,正常情况下食用适量的蔬菜对人体健康是很有益的,也是非常安全的。但由于选购、储存和食用蔬菜不当而引起的急性中毒也屡有发生,最常见的就是腐烂蔬菜和腌菜引起的亚硝酸盐中毒,另还有农药残留、寄生虫危害等。预防此类卫生问题,我们应选购新鲜果蔬、低温通风储存。

各个击破

1.腐菜、烂果子吃不得

日常食用的各种蔬菜腐烂后,硝酸盐含量明显增加,在硝酸盐还原菌的作用下变成亚硝酸盐。吃大量腐烂菜后,亚硝酸盐被吸收入血,使低铁血红蛋白氧化成高铁血红蛋白,它能阻碍氧的运送,导致人体缺氧;出现呼吸困难、口唇发紫等症状,又叫"肠原性紫绀"。而长期低剂量摄入亚硝酸盐还会致癌,可见腐烂果蔬不仅缺乏营养物质,还可能危害我们的健康。

2.蔬菜、水果有哪些卫生问题

蔬菜、水果在收获、运输和销售过程中若卫生管理不当,也可被肠道致病菌和寄生虫卵污染,一般表皮破损严重的水果大肠菌检出率高。水果与肠道传染病的传播也有密切关系。

未经无害化处理的工业废水和生活污水灌溉,可使蔬菜受到其中有害物质的污染。工业废水中的某些有害物质还可影响蔬菜的生长。使用过农药的蔬菜和水果在收获后,常会有一定量农药残留,如果残留量大将对人体产生一定危害。

若储藏条件稍有不适,则极易腐败变质。收获后在不恰当的环境存放或采用不恰当的腌制方式等,都会使硝酸盐与亚硝酸盐的含量有所增加。过量的硝酸盐与亚硝酸盐,一方面会引起作物的凋谢枯萎,另一方面人畜食用后容易引起中毒。

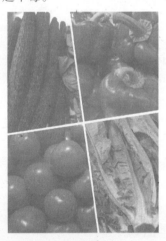

优质蔬菜

3. 教你几招挑选、储存、制作蔬菜水果的方法

买蔬菜别一味图"漂亮",因为滥用激素、农药的蔬菜的外形通常会有所改变,例如体积过大或颜色怪异的番茄、土豆、黄瓜等。而洋葱、茴香、香菜、辣椒等由于味道特殊,通常虫害较少、农药残留较少,购买时不用过于担心。还有一个原则是,尽量选有产地、有标志的优质蔬菜。不同的水果有不同的挑选原则,不过还是有几个共通的原则可供参考:同样大小的水果中,相对重量较重的水果,组织较细密,水分也较多,所以通常也比较好吃;果型饱满较好,如芒果饱满则肉多籽小、椰子饱满则汁多;蒂头及脐的部分较开展,是水果成熟的标志;敲打或手摇水果发出的声音也很重要,如西瓜声音要沉稳(如手拍胸脯的声音)、苹果声音要清脆、风梨要选肉声(如手弹肉之声)、轻摇哈密瓜及香瓜有声音的则不好、轻摇酪梨和榴莲有声音时代表已经可以吃了。

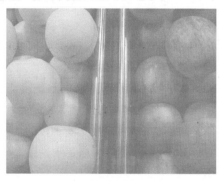

优质水果

　　果蔬买回家别着急吃。在温度较低、蔬菜不易腐烂的秋冬季节,我们将蔬菜水果买回家后不妨放在自然流通的空气中放上几天,尤其是卷心菜、大白菜或韭菜这类绿色蔬菜,可以加速残留农药的自然分解,特别是在寒冷的冬季,很多蔬菜在外面放上几天也不会腐坏,可以多用此方法。而在气温较高的季节,如果担心腐烂变质,可以放在空间较大的冰箱里冷藏几天,只要保持内部空气流通,也能帮助残留农药挥发。水果的保鲜也类似,寒冷季节通风保存,炎热季节可以放在冰箱保鲜,并注意及时剔除腐烂和有腐烂倾向的水果,因为腐烂水果会加速周围新鲜水果的变质。

　　专用洗洁精不如开水焯。对于容易折断和破损的绿叶蔬菜,建议首选浸洗,即在水中浸泡30分钟左右。而为增加去除农药的效果,可以用专业的洗涤剂配制浸洗液,但要注意的是,市面上大多数打着可以去除农药旗号的大众洗洁精作用都不大。其实,用开水焯一下再洗的效果要好过很多洗洁精。尤其是韭菜,应反复浸泡3到5遍,每次10到15分钟,然后再用开水焯一焯。

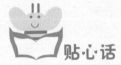 贴心话

别迷信"有虫眼"的蔬菜

为了吃上无农药残留的蔬菜,很多父母喜欢购买有虫眼的绿叶菜、豇豆,认为这样的蔬菜肯定没有打农药。专家建议,不要热衷购买有虫眼的蔬菜水果,有没有虫眼不是衡量是否用了农药的标准。因为买了有虫眼的蔬菜水果后,基本上在菜里没有发现过虫子,菜农不会人工捉虫,因此,一般都是发生虫害后被农药给除掉了。

有虫眼的蔬菜水果被农药杀掉的是成虫,而无虫眼被杀掉的是幼虫或虫卵。还要注意的是,成虫的抵抗力显然大于幼虫,所以农药的使用量或许会更高。而且成虫的出现时间肯定晚于幼虫,因此有虫眼的蔬菜施药时间离收获更近,农药反而分解少、残留高。综上所述,父母们不要笃信"有虫眼就是无农药"的传统观念。

三、肉品的选择和保鲜

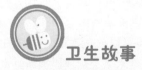 卫生故事

肉类中毒

2011年4月,日本某地区4人先后在当地惠比寿烤肉酒家连锁店就餐后死亡,至少包括两名男童,另有多人出现食物中毒症状。中毒源头疑为一道名为"生伴牛肉"的菜。调查人员随后调查发现,生牛肉可能由当地某肉类供应商加工,而供应的生牛肉未经清洁就加工。由于餐店管

理懈怠,竟直接将未清洁加工的生牛肉端上餐桌,导致了此次严重的肉类食物中毒事件。

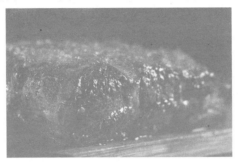

烧烤

互动讨论

1.烤肉为何引起中毒? 有什么危害?

2.如何选择和保鲜肉类?

我们的应对

　　未经清洁加工的生肉不能直接食用,因其中可能有大量的细菌和寄生虫,而烤肉需要一定的技巧,普通人烤肉很难将肉彻底而均匀地烤熟,因此食用的烤肉若不先清洁处理极易造成食物中毒。肉类是我们饮食中不可缺少的重要部分,避免肉类食物中毒需科学地选择、保鲜和加工,如买肉类食品时需摸、闻、看,从色泽、气味、弹性等方面鉴别是否新鲜,买的肉类需放冰箱保鲜等。

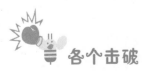各个击破

1.肉类易腐败,食用须谨慎

肉类含丰富的蛋白质和脂肪,以及大量卡路里,具有较高的营养价

值,对青少年来说,肉类更是饮食中不可缺少的重要部分,可补充青少年生长发育所需的各种营养素。但肉类不易保存,极易在微生物和脂肪氧化作用下变质,而变质的肉类不仅丢失营养成分,其有毒成分和细菌还能造成食物中毒,危害青少年的健康。

2.家庭肉类保存方法

肉类食品含有丰富的蛋白质,在气温较高时容易腐败变质,在0℃以下的低温可以保存20天,因此肉类食品需低温贮存保鲜。肉冷冻前不要洗,可将肉切成小块,分装在不同的食品袋内(如果是鸡、鸭、鹅,先取出内脏)以方便食用。加工后的肉制品或吃剩下的肉食放入冰箱后,在下次食用之前一定要重新充分加热。

3.选购新鲜肉类需闻、摸、看

在气味上鉴别,新鲜肉具有鲜肉特有的正常气味;次鲜肉稍有氨味或酸味;变质肉有腐臭味。在黏度上鉴别,新鲜肉表面微干或有风干膜,触摸时不黏手;次鲜肉表面干燥或黏手,新的切面湿润;变质肉则表面极度干燥或发黏,新切面也黏手。在弹性上鉴别,新鲜肉用手指压后的凹陷能立即恢复;次鲜肉手指压后的凹陷恢复较慢,并且不能完全恢复;变质肉手指压后的凹陷不能恢复,并且留有明显的压痕。

新鲜优质肉呈淡红色,外表干燥,或微湿润,不黏手;肌肉切面有光泽,脂肪洁白;煮熟后的肉汤透明,具有香味,滋味鲜美,汤表面浮有大量油滴。次质猪肉呈暗灰色,无光泽,切面发黏;煮熟后肉汤混浊,无香味,略有油脂酸败味,汤表面油滴少。劣质猪肉颜色变深,呈淡绿色,无光泽,切面发黏;煮熟后肉汤混浊有臭味,有黄色絮状物漂浮,汤表面几乎无油滴。

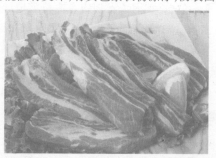

新鲜肉

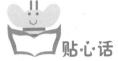

贴心话

冷藏是肉类保鲜最为重要的手段。而速冻既能有效保鲜肉类，又能减少营养物质损失，最大程度保质又保鲜，但冻肉解冻有窍门，家庭往往用热水解冻，这是不科学的。研究表明，速冻肉的营养成分相对于新鲜肉无明显变化，但保存环境的变化会导致保质期缩短，有些家庭经常解冻又重复速冻，导致营养和肉质的流失。因此速冻之前应将肉块按每餐食用量分成小块，每次解冻一小块。

冻肉解冻用接近0℃的冷水最好。因为冻肉温度是在0℃以下，若放在热水里解冻，冻肉从热水中吸收热量，其外层迅速解冻而使温度很快升到0℃以上，如此肉层之间便有了空隙，传递热的本领也就下降，使内部的冻肉不易再吸热解冻而形成硬核。若将冻肉放在冷水中，则因冻肉、冻鸡吸热而使冷水温度很快降到0℃且部分水还会结冰。因1g水结成冰可放出80kal热量（而1g水降低1℃只放出1kal热量），放出的如此之多的热量被冻肉吸收后，使肉外层的温度较快升高，而内层又容易吸收热量，这样，整块肉的温度也就较快升到0℃。如此反复几次，冻肉就可解冻。从营养角度分析，这种均匀缓慢升温的方法也是科学的。

四、鱼类的选择

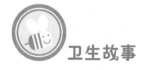

卫生故事

鱼肉中毒

2012年3月18日夜，河西区景兴西里小区一住户一家三口在外食用鱼肉后出现呕吐等症状，最严重的是20多岁的女儿，随后有人紧急报警。急救车赶到现场时,这一家人中,女儿已经昏迷,被抬下楼,其父母尚能走下楼。三人被急救车送往天和医院抢救,22时40分许,昏迷的女儿经抢救已经苏醒。据了解,三人之前曾外出食用过鱼肉,可能是由此引起的食物中毒。而后这一家三口经过输液、解毒治疗后已无大碍,并已经出院。

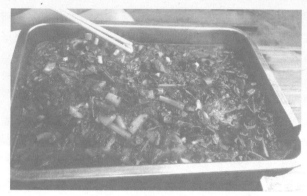

麻辣鱼

互动讨论

1.鱼类为什么会导致中毒?哪些鱼类需慎吃?

2.如何科学地选择和保存鱼类?

我们的应对

鱼是人们餐桌上的佳品,味道鲜美,老少皆宜。鱼肉含有丰富的优质蛋白,人体吸收率高,还有各种人体必需的维生素、矿物质,尤其是不饱和脂肪酸对大脑发育大有裨益,是我们青少年食谱中不可缺少的重要部分。但鱼类食品存在卫生问题,受污染的死鱼和保存不当变质的鱼类则会导致中毒,且有些鱼类天然具有毒素,选购鱼类一定要仔细鉴别,买回的鱼类暂时不吃则要妥善储存,以避免上述悲剧的发生。

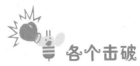

各个击破

1.这些鱼肉吃不得

河豚味道鲜美但有剧毒,其内脏(特别是肝、卵巢、睾丸)、皮肤、血液都有河豚毒素,烹饪需要专业技术,普通家庭切勿食用。如误食未经处理或处理不当的河豚,救治不及时,往往于数小时内死亡。

淡水中养殖的鲤鱼及青皮红肉海产鱼如鲐鱼、金枪鱼、沙丁鱼、秋刀鱼等均属含高胺鱼类。因其体内蛋白中含有大量的组胺酸,食入不新鲜的上述鱼类,在脱羧酶的作用下使组胺酸变为组胺。一次性食入过多,5分钟到1小时即可出现面红、视物模糊、皮肤发红、过敏性休克等中毒症状。

鲨鱼、马鲛鱼、鳇鱼、鳕鱼等鱼肝除含有丰富维生素 A、D 和脂肪外,还含有鱼油毒、麻痹毒、痉挛毒等。误食这些鱼类的鱼肝会出现恶心、呕吐、水样腹泻、面部及皮肤潮红或出现烫伤样皮肤综合征,偶有颈强直等脑膜刺激症状。

吃活鱼生虾易"惹"华支睾吸虫病,华支睾吸虫病又称肝吸虫病,是由于肝吸虫寄生在人或动物肝内胆管而引起的病。人可因进食生的或未煮熟的淡水鱼(鲫鱼、草鱼、鲤鱼、青鱼、泥鳅)或虾而感染。中毒者可有消化不良、乏力、肝区疼痛、肝功能异常等表现。

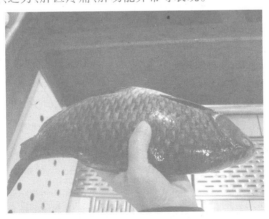

鲜死鱼

2.鉴别新鲜鱼要一看二托三闻

一看:看鱼的眼睛和鳃、体表鱼鳞和肛门。新鲜鱼嘴紧闭,口内清洁无污物。鳃色鲜红,清洁无黏液或臭味。眼睛饱满、凸出,黑白眼珠分明,眼球下角膜光亮透明。鱼体表面黏液清洁、透明,但略有腥味,鱼鳞不易剥脱。肛门发白,并向腹内紧缩。二托:手掌托住鱼体向上举平,触摸肌肉紧实,富有弹性,鱼的头尾下垂,肌肉柔软,鱼体挺直保持水平,则为新鲜鱼。三闻:闻鱼的气味。新鲜鱼类有海鲜特有的鲜味,而变质鱼则有强烈的腥臭味。

3.鱼类易腐败,储存需手段

鱼类含有丰富的蛋白质和不饱和脂肪酸而极易腐败变质,因此鱼类最好是现吃现买,买后2天内吃完。不能及时吃完的鱼类要放入冰箱冷冻保存,且不宜反复解冻,影响营养和口感。即使是冷冻保存,也最好不要超过3个月。

条件限制不能吃到鲜鱼时,可购买或制作鱼干,将鱼在阳光下挂起晒干,清除鱼中的水分,可大大延长储存时间。但此法会丢失部分营养物质,也丧失了鱼类鲜美的口感,仅适用于因为某些原因吃不到鲜鱼的人群。

鱼类烹饪方法排名

第一名,清蒸鱼。会损失小部分的维生素 A 和维生素 B_1,大部分维生素和矿物质保存良好,蛋白质、脂肪酸等不变性、不丢失。青少年鱼类食品建议用此种烹饪方法。

第二名,水煮鱼。水溶性维生素大量损失,如维生素 B_1、B_2、B_6 显著减少,矿物质也有损失。

第三名,微波烹调。维生素 B_1、B_2、B_6 显著减少,欧米伽-3脂肪酸含量降低,其他维生素和矿物质保存良好。

第四名,红烧鱼。经过油煎、淋明油等复杂操作,红烧鱼的维生素和矿物质损失都较大,而且脂肪含量也大量增加。

五、鲜蛋的识别

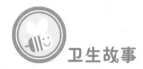

卫生故事

旺鸡蛋中毒

　　春节刚过不久，某小学相继传出多名学生在食用早餐后出现身体不适的消息。校长闻讯后随即匆匆骑车赶往学校里调查。才到学校门口，就看到六年级一班的王铭等几个小孩蹲在路边呕吐。在认真仔细查看了供学生食用的牛奶和鸡蛋后发现，牛奶未过期，但丢弃的鸡蛋已经散发出刺鼻的臭味，并且有的鸡蛋内是长毛的"小鸡"。

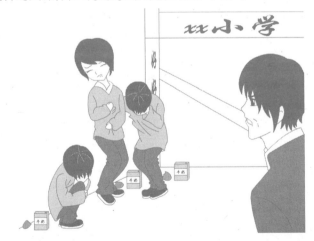

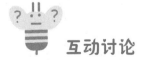

互动讨论

1. 旺鸡蛋能吃么？

2. 如何识别鲜蛋？

我们的应对

旺鸡蛋,又称未孵化鸡蛋,即孵化小鸡而没出的蛋。因温度不适或感染病菌,蛋内胚胎死亡而停止发育。有人认为这种死胎蛋营养价值高,而且可以治多种病,实际上没有科学根据。因为这种蛋内的蛋白质、脂肪、糖类、维生素、无机盐等营养成分都已发生变化,绝大部分已被胚胎利用和消耗了,所剩养分甚微。蛋类营养丰富,维生素D对我们青少年生长发育更是不可缺少,享受蛋类的益处的同时又要避免不良产品危害,就要学会如何识别选购新鲜鸡蛋。

 **各个击破**

1. 旺鸡蛋吃不得

旺鸡蛋主要是在孵化小鸡的过程中,由于气温、湿度不适或沙门氏菌感染及寄生虫污染,使鸡胚胎发育停止而形成死胚胎。鸡蛋自身所含的蛋白质、脂肪、糖类、无机盐和维生素等营养成分,在孵化过程中都已经发生变化,绝大多数营养已被胚胎的发育而消耗掉了。即使能留一点儿营养成分也无法与鲜蛋相比较。

而且由于蛋壳已破裂,旺鸡蛋很容易被细菌污染,在温度适宜时非常有利于细菌的繁殖。据检测,几乎百分之百的旺鸡蛋都可测出大肠杆菌,有的还测出了葡萄球菌、伤寒杆菌、变形杆菌等。误食旺鸡蛋极易引起消化道疾病,产生腹痛、腹泻、恶心、呕吐等。

2. 选蛋三步法

一看:我们自己仔细看会发现,鲜蛋的蛋壳表面上附着一层白霜,蛋壳的颜色也比较鲜明,气孔明显,反之则为陈蛋。选蛋类一定要选蛋壳完整的,有些商家会把一些裂口的蛋类很便宜地处理掉,但是这种鸡蛋已经被空气中的细菌污染了,是万万不能买的。

二摇:我们可以用手轻轻摇动一下蛋类,没有声音的是鲜蛋,而有水声的就是陈蛋,因为如果没有声音,说明整个鸡蛋的气室、蛋黄完整。

三试：我们还可以将蛋类放入冷水中，下沉的是鲜蛋，上浮的是陈蛋。因新鲜鸡蛋营养物质丰富，密度较大。

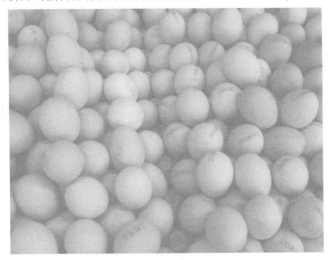

鲜蛋

贴·心·话

柴鸡蛋是什么

我们在买鸡蛋的时候常常会看到有些标签标注为"柴鸡蛋"，价格比普通的鸡蛋要贵出很多，到底什么是柴鸡蛋？

柴鸡蛋又可以称为土鸡蛋，为北方称谓，尤以京津两地为甚，是为区分机械化养鸡场饲养鸡所下蛋的称谓。因饲养场经过人工饲养，饲料含化学添加剂，加速了鸡的产蛋频率，使蛋本身的营养价值大打折扣。而柴(土)鸡蛋是指人工饲养，鸡的饲料几乎不含化工元素，譬如：米、菜、地表昆虫等(饲料中各种营养更为平均)，鸡在正常环境下抱窝，产蛋，营养价值颇高，且有健脑益智、保护肝脏、防治动脉硬化、预防癌症、延缓衰老等益处。因此为青少年选购鸡蛋时，条件允许时可优先选择柴鸡蛋。

六、奶的选择

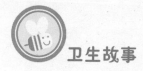

卫生故事

喝变质牛奶呕吐住院

10月的最后一天,江妈妈带着孩子去超市买了两箱某品牌的牛奶。11月5日早晨,孩子自己拿了一盒饮用,刚喝几口就说这个牛奶不好喝,是酸的。江妈妈起初并不相信,随后自己尝了尝,发现确实是酸的。江妈妈打开箱发现其中有好多盒装牛奶的外包装已经膨胀,有的甚至已经溢出来,而江女士仔细检查了牛奶的生产日期,却在保质期之内。

更让她没有想到的是,当天下午,孩子放学回到家就开始呕吐,脸色越来越差,到晚上八点左右已经变成剧烈呕吐并且全身冰凉,全家赶紧送孩子去医院就诊。医院检查结果是因吃了变质的东西引起的中毒。

而超市负责人和该品牌牛奶的业务员都表示该品牌牛奶从未出现过这种情况,让江妈妈拿证据出来证明他们的牛奶是坏的。随后,江女士把牛奶送到该市疾控中心检测,疾控中心的医生看了包装之后表示:"根本没有必要检测,外包装都已经膨胀了,很明显产品已经变质。"

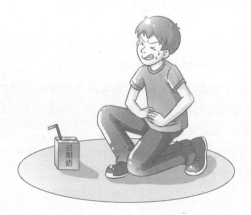

互动讨论

1.大家知道在日常生活中我们应该如何选购奶类制品吗?

2.奶盒膨胀为什么说奶就变质了?

3.另外,我们的奶制品又应该如何保存呢?

我们的应对

我们在生活中,很多人面对琳琅满目的乳制品,不知该如何选择。现教你一招:选购乳制品时一定要仔细阅读配料表和营养成分表,多饮用牛奶或酸奶,少饮用含乳饮料。除减肥或其他特殊需要的人群外,一般不必选择脱脂奶。在即购即食的情况下,尽量选用巴氏消毒奶(采用巴氏消毒法的牛奶,保质期较短,如鲜奶)。对口味没有特殊要求则选购原味奶较好;乳品中的香精及其他成分越少越好。0~6个月以内的婴儿只能食用婴儿专用奶粉,如婴儿配方奶粉等。6~36个月的幼儿应食用幼儿奶粉并配以一些其他的辅助食物,如水果、蔬菜等。液态鲜奶需要冷藏,而开盖奶粉需要通风、干燥保藏。

各个击破

超市货架的主要奶类产品类型有:袋装或盒装鲜奶、超高温枕袋奶、盒装灭菌奶、酸奶、乳饮料以及奶粉和乳酪。选购以及保存的时候,应当注意以下几点。

1.看看包装上的蛋白质含量

按国家标准,乳饮料是不能算作奶类产品的,只能算是饮料。但是,它的样子看起来很像牛奶或酸奶,消费者经常会被迷惑。要辨别它,主要的方法有两点:一是睁大眼睛细看包装,在"××乳""××奶"的右下方,通常会隐藏着"饮料"或"饮品"二字;二是看看包装盒的侧壁上,有配料一栏,乳饮料的第一位原料是水,第二位才是牛奶。还要看看营养素含量一栏,其中说明蛋白质浓度大于等于1%的是乳饮料,而按国家规定,真正的牛奶其蛋白质含量不低于2.9%,好一些的产品都在3.0%以上。

2.选购最合适的奶类

在购买牛奶的家庭中,有的买软袋或屋形的纸盒奶,有的买枕袋奶,有的买方盒装奶。软袋或屋形纸盒装的牛奶叫做消毒奶,也叫做杀菌奶(鲜奶);消毒奶的营养损失最少,口感也最好,但不能久放,也不便携带,适合家庭日常饮用,需低温保藏。枕袋奶经过超高温处理,可以在室温下存放几十天,便于携带,但不便直接饮用,适合在家里没有消毒奶时用来"备荒"。方盒装的牛奶经过了高温高压灭菌,可以在室温下储存8个月,出门旅游,或者外出观光,既能充饥,也能解渴,比甜饮料和饼干之类的食品营养价值高得多。

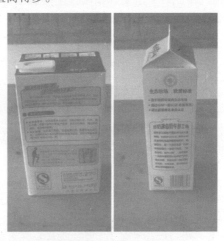

盒装灭菌奶与屋形消毒奶

3.奶类制品的保存

(1)奶油、奶酪相对不易储存,如果有未用完的奶酪,要密封起来,或用保鲜膜裹紧奶酪,尽可能排尽空气,暴露在空气中就会滋生细菌。动物黄油需冷藏处理,冷冻会出现水油分离现象。

(2)新鲜液态奶放入冰箱冷藏室,要将温度调至低于10℃,在此温度下微生物生长受到抑制,速度减慢,同时能够更好地保持乳品的质地均匀、爽滑。

（3）开袋后的奶粉存放于冰箱中并不能保证奶粉不变质，甚至会加速奶粉的变质。因为奶粉极易吸潮。在冰箱中放的时间太长，很容易受潮，然后奶粉结块、变质，影响饮用效果。奶粉开袋后应把口扎紧，放置在室内通风、干燥、阳光照射不到的地方加以保存。

4.胀包牛奶勿饮用

牛奶出现"胀包"的可能原因有多种。首先，杀菌不彻底可能导致牛奶胀包，但是批量地生产牛奶杀菌不彻底可能性不大。但是杀菌后，工厂的流通管道杀菌不好，造成牛奶二次污染也是很有可能的。另外，运输过程中牛奶遭到撞击，导致密封不好，进入微生物；微生物在牛奶内大量繁殖，分解有机物产生气体，所以牛奶就胀包。因此，这种牛奶胀包最直接的原因是受细菌污染，故最好别喝。

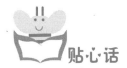

贴·心·话

晚上饮奶好处多

早餐时喝奶，给一天的活力提供充分的营养保证；晚上喝牛奶，不但有助于睡眠，而且有助于人体对其营养成分的吸收，因此晚上是喝奶的最佳时机。

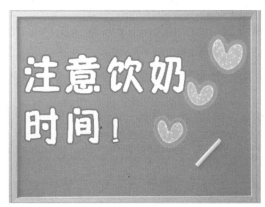

注意饮奶时间

据美英两国医学专家研究发现，牛奶中含有两种过去人们未知的催眠物质,其中一种是能够促进睡眠的以血清素合成的色氨酸,由于它的作用,往往只需要一杯牛奶就可以使人入睡;另外一种则是具有类似麻醉镇静作用的天然吗啡类的物质。所以,如果在早晨饮奶,就必然会使人的大脑皮层受到抑制,影响白天的工作和学习。此外,早晨饮奶也不利于消化和吸收,这是因为牛奶的蛋白质要经过胃和小肠的分解形成氨基酸后才能被人体吸收,而早晨空腹状态下,胃、肠的排空是很快的,因此牛奶还来不及消化就被排到了大肠。再有,食物当中被吸收的蛋白质只有在热量充足的基础上才能构成人体组织的一部分,倘若热量不足,吸收的蛋白质就很快变成热量而被消耗掉了,这无疑是一种大材小用的浪费。因此营养专家们认为,牛奶最好在傍晚或临睡之前半小时饮用。

七、雪糕汽水等冷饮食品不宜多吃

 卫生故事

"冰棒脸"——孩子吃冷饮太多疾病找上身

炎炎夏日,我们很难拒绝冷饮的诱惑,孩子更是如此,饮料、冰棒、冰淇淋成为他们的度夏"佳品"。但如果孩子想吃多少就吃多少,可能招致不良后果,成为多种疾病的祸根。

明明1岁多时,妈妈在夏季每天都买回来不少雪糕、冰淇淋等冷饮。看到大人吃得津津有味,明明也嚷着要吃。妈妈想,天那么热,也给他吃一点儿,让他也凉快一下吧。谁知明明一发不可收拾,大吃特吃起来,否则就大哭大闹,妈妈只好让他吃个够。从此以后,只要明明看到别人拿着冷饮,就非吃不可,经常闹着要妈妈给他买冷饮吃,甚至把冷饮当饭吃。结果明明5岁多就开始胃痛、食欲不振、肠胃失调,脸色黄而晦暗,面黄肌瘦营养不良,医学专家形象地称之为"冰棒脸"。

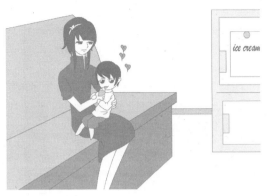

互动讨论

1.在哪些情况下不适合食用冷饮呢？

2.冷饮目前主要存在哪些卫生问题？吃多了对人体健康主要有哪些危害？

3.碳酸饮料类的饮品饮用过多对健康有哪些不良的影响？

我们的应对

在夏日由于高温的影响，人体会产生一系列生理反应，导致精神不振、食欲减退。这时，若能在膳食上合理安排，适当吃些冷饮，不仅能消暑解渴，还可帮助消化，使人体的营养保持平衡，有益于健康。然而，有的人在吃冷饮时往往不注意卫生，暴饮暴食，以致诱发了许多疾病，如食物中毒、痢疾、病毒性肝炎等。因此，我们在吃冷饮时一定要注意：忌食过多冷饮；忌在剧烈运动后吃大量冷饮；忌吃不卫生、不新鲜的冷饮；婴儿忌食冷饮，幼儿少吃冷饮，老年人慎吃冷饮。

的确，在酷热的夏季，爱吃冷饮几乎是所有孩子的通病，但过多吃冷饮对身体非常有害。所以，冷饮好吃，但不要贪吃哦！我们应该控制自己吃冷饮的次数与数量，每次不得超过100g；吃饭前后半小时内、清晨等时间段不要吃冷饮，最好用白开水代替冷饮；进食冷饮后及时漱口，以保护牙齿。

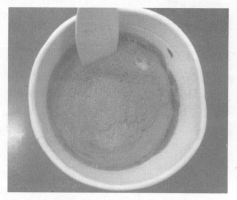

儿童健康"隐形杀手"——冰淇淋

 各个击破

1.冷饮食品的主要卫生问题

（1）细菌污染：冷饮食品细菌污染的环节与途径,主要是细菌污染原料并繁殖,尤其在原料加热以前的污染比较严重,但加热后细菌可骤减。在制作过程中,随着操作工序的增多,污染程度又可逐渐增加。细菌可来自空气中杂菌的自然降落、所用的不清洁工具和容器、制作过程不合卫生要求以及工人个人卫生较差和消毒不够彻底等。此外销售过程也是一个极易使产品被污染的环节。细菌污染后可引起中毒,甚至患某些食源性传染性疾病。

（2）有害化学污染：冷饮食品中使用多种食品添加剂,如食用色素、食用香料、食用酸、人工甜味剂以及防腐剂等,若用量过高或其他不符合卫生要求的,就有可能造成对冷饮食品的污染。含酸较高的冷饮食品有可能从模具或容器或包装上溶出有害重金属,如铅等而污染冷饮食品。

2.碳酸饮料对人体的不利影响

（1）常见碳酸饮料：碳酸饮料（汽水）可分为果汁型、果味型、可乐型、低热量型、其他型等,常见的如可乐、雪碧、芬达、七喜、美年达等。其中果汁型碳酸饮料指含有 2.5% 及以上的天然果汁;果味型碳酸饮料指以香料为主要赋香剂,果汁含量低于2.5%的饮料;可乐型碳酸饮料指含有可乐果、白柠檬、月桂、焦糖色素的饮料;其他型碳酸饮料如乳蛋白碳酸饮料、冰淇淋汽水等。碳酸饮料主要成分为糖、色素、甜味剂、酸味剂、香料及碳酸水等,一般不含维生素,也不含矿物质。

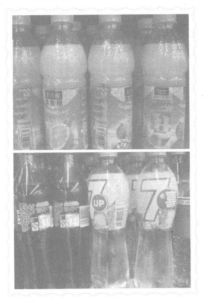

威胁人体健康的碳酸饮料

(2)二氧化碳过多影响消化:足量的二氧化碳在饮料中能起到杀菌、抑菌的作用,还能通过蒸发带走体内热量,起到降温作用;不过,二氧化碳在抑制饮料中细菌的同时,对人体内的有益菌也会产生抑制作用,所以消化系统功能就会受到破坏。

(3)大量糖分有损牙齿健康:饮料中过多的糖分被人体吸收,就会产生大量热量,长期饮用非常容易引起肥胖,最重要的是,它会给肾脏带来很大的负担,这也是引起糖尿病的隐患之一;另外这些饮料的酸性很强,同样可能导致牙齿腐损。

(4)磷酸导致骨质疏松:如果你仔细注意一下碳酸饮料的成分,尤其是可乐,不难发现,大部分都含有磷酸,磷酸会潜移默化地影响你的骨骼,常喝碳酸饮料骨骼健康就会受到威胁。

3.雪糕汽水等冷饮食品是"隐形杀手"

每到夏日,酷热的高温天气,人们最多的消暑方法还是冷饮,各式各样的冰淇淋、汽水、可乐不胜枚举。冷饮在消暑、补充体内水分等方面有一定作用,尤其是在酷热的夏天,那么常喝饮料和吃冷饮食品好不好?专家建议夏季不宜过量食用冷饮。吃过多的冷饮不仅会诱发咽喉部炎症,造成胃肠功能的紊乱,还会降低食欲。

另外,营养专家介绍,果汁型的碳酸饮料里加入了原汁原味的果汁,比如橘汁汽水、橙汁汽水,把新鲜水果榨成汁加到汽水里,增加了很多维生素等营养健康成分。但和它相比,果味型的碳酸饮料就是用香精配出来的,如橘子汽水、柠檬汽水等,虽然色泽鲜艳,但只是模仿了水果的味道,并不是新鲜水果,所以在营养健康价值方面要逊色很多。因此在购买时,请注意选择。

4.过食冷饮引发儿童"冰棒脸""轻骨头"

冰棒等冷饮制品刺激幼儿稚嫩的胃肠道,导致各种消化酶减少,胃肠道的蠕动发生紊乱,出现胃痛、食欲不振、大便失常,最终造成孩子脸色黄而晦暗,成为面黄肌瘦的营养不良儿童,医学专家形象地称之为"冰棒脸"。

"轻骨头"是美国学者提出的,有些儿童甚至有40%的热量摄入都来自饮料,结果严重影响矿物元素的摄取,致使骨骼发育障碍,长成一副"轻骨头"。日后更容易患上骨质疏松症,骨折的危险亦随之大大增加。

因此,少吃冰棒类食品,不要养成吃冷饮的坏习惯。如果天气太热,可以通过别的办法来消暑,如西瓜水、绿豆汤等都是很好的选择,从而远离"冰棒脸""轻骨头"。

贴心话

老人、小孩,过度食用冷饮的最大受害者

对老人和小孩来说,吃冷饮更应该有所节制。因为老年人的胃肠功能有所减弱,过食冷饮会引起胃肠道疾病。特别是患有冠心病的老年

人,若食冷饮过多,会引起动脉收缩而诱发心绞痛,一旦发现和抢救不及时,就会发生悲剧。小孩胃肠道则正处于生长发育阶段,其胃黏膜还相当娇嫩,经不住过冷或过热的刺激,过多地食用冷饮很容易造成幼儿胃黏膜损伤,影响其身体的正常发育。

　　冷饮吃得过多,会冲淡胃液,影响消化,并刺激肠道,使蠕动亢进,缩短食物在小肠内停留的时间,影响肠胃对食物中营养成分的吸收。特别是幼儿要少吃冷饮,6个月以下的婴儿应绝对禁食冷饮。幼儿的胃肠道功能尚未发育健全,黏膜血管及有关器官对冷饮的刺激尚不适应,多食冷饮会引起腹泻、腹痛、咽痛及咳嗽等症状,甚至诱发扁桃体炎。

　　所以,我们在吃冷饮时一定要讲究品质,一方面要注意不吃被污染的冷饮,另一方面要注意有所节制,不能吃得太多。

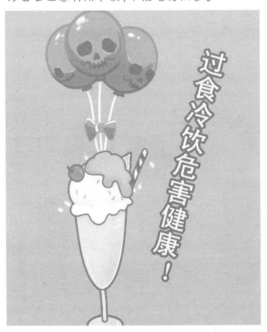

过食冷饮危害孩子健康

八、糕点的选择

卫生故事

糕点中毒事件多，选购糕点需谨慎

夏日的某个午后，某食品药品监督管理局接到举报，反映某洁具有限公司25名员工于前天下午食用了从一家名叫香提蛋糕店购买的一个生日蛋糕后，当晚有23人出现发热、腹泻等症状。相关人员从3名病人肛拭样品中检出沙门氏菌，从这家洁具公司剩余的一小块蛋糕和香提专柜内的红豆慕司蛋糕中也检出沙门氏菌。同日，食品药品监督管理局还接到举报，该地区还有一家4口于前一晚食用了该店的香提慕司蛋糕后，均出现发热、腹痛、腹泻等症状。

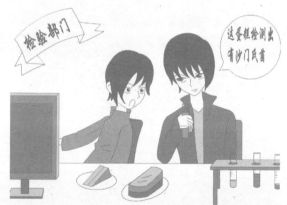

互动讨论

1.我们平时在选购糕点的时候应该注意哪些问题，尤其是在高温潮湿季节？

2.如果食用过期的糕点,对人体会造成哪些危害呢?

我们的应对

在我们日常购买食用的蛋糕等糕点中含有大量的反式脂肪酸。反式脂肪酸,甜蜜奶油的陷阱,它是一种不饱和脂肪酸,广泛存在于人们的日常生活中。反式脂肪酸的摄入,会导致心血管疾病的发病概率增大,还会损害人们的认知功能。由于能增添食品酥脆口感、易于长期保存等优点,此类脂肪被大量运用于市售包装食品、餐厅的煎炸食品中。从2005年到2009年,有关专家对中国食品市场销售的52个品牌167种产品中反式脂肪酸的含量做了检测,结果发现:87%的样品中含有反式脂肪酸,包括所有奶酪制品,95%的洋快餐、蛋糕、面包、炸薯条类,90%的冰淇淋,80%的人造奶油以及71%的饼干。所以大家在食用糕点的时候,切记不要太过贪吃。

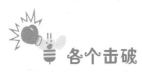

各个击破

1.糕点的选购

各类中西式糕点具有品种多样、组织松软、易消化、便于携带、食用方便等优点。在选购时应根据自己的喜好,选择各类特色糕点,并注意以下几点:

(1)选择规范商家。购买糕点应选择规模大、声誉好、管理规范的正规商场、超市和专卖店。

(2)观察卫生条件。商家应有专库、专柜、专用售货工具、专用冷藏设备,容器整洁干净,售货员讲究卫生等。

(3)注意标签内容。消费者最好购买有外包装的定型包装糕点,同时应注意标签上应清楚地印有品名、厂名、厂址、生产日期、保质期、净含量、配料表、产品标准号。

(4)鉴别外观气味。好的糕点产品应是外形整齐、色泽自然、花纹鲜明、没有外来杂物,而且不同品种还有其各自特有的柔和自然的香气。

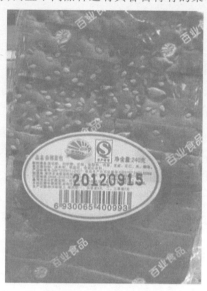

选购糕点注意食品标签

2.在高温潮湿季节选购糕点更应谨慎

凡经烧烤且含水量低的糕点,在贮运中容易吸水回潮。回潮后的糕点不仅色、香、味变差,失去原有的风味,而且会产生变形、霉变现象。特别是含水量高的糕点,在炎热的夏季易受霉菌感染而生霉。糕点生霉后不仅因长出霉斑而变色、变味,而且有些霉菌会产生对人体有害的毒素。这里特别提醒消费者夏天购买生日蛋糕等裱花蛋糕时,一定要到有冷藏条件的销售商店购买,买回的裱花蛋糕也应尽快食用,没吃完的应放入冰箱低温冷藏,因为裱花蛋糕在高温下细菌很容易繁殖。

3.过期糕点的危害

蛋糕、糕团等含水量较多的糕点,在干燥环境中水分容易蒸发,出现皱皮、僵硬、减重等干缩现象。干缩后的糕点不仅外观改变,口味也变差,不能食用。糕点存放时间过长就会失去新鲜感而有陈腐味,使用变质油脂加工的糕点或在存放中发生脂肪酸败,则糕点会有哈喇味。糕点营养丰富,但易滋生细菌,放置时间越长,细菌繁殖量越多,食后易引起中毒。

到目前为止,我国已经发生多起因误食了过期糕点等食品,造成全家集体中毒的事件。专家表示,非法售卖的过期食品大多比较便宜,因此我们在选购食品时,切忌贪图小便宜。

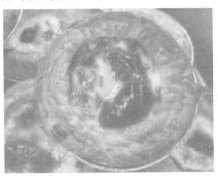

过期糕点危害多

 贴·心·话

1.保质期与保存期

保质期又称最佳食用期,国外称之为货架期,指食品在标签指明的贮存条件下,保持品质的期限。在适宜的贮存条件下,超过保质期的食品,如果色、香、味没有改变,在一定时间内可能仍然可以食用。而另一种叫保存期,即产品可食用的最终日期。在保存期之后,食品会发生品质变化,产生大量致病细菌,如果食用,则有可能导致食物中毒和急性传染病。所以,过了保存期的食物,必须作丢弃处理。

2.冰箱与保鲜

有些人以为,只要把食品放到冰箱里就不会变质,事实并非如此。首先,很多微生物繁殖的适宜温度为4℃~60℃,而大部分冰箱冷藏温度并没有达到4℃以下,即使达标,也只能延缓细菌的生长繁殖,却并不能杀灭微生物。此外,长时间存放的食品往往会发生冰晶析出、粘连等现象,而反复冷藏,并且生熟食物交叉放置,不但影响口味,还易引发食物变质。而一些速冻食品更不能长期冷藏,反复冷冻导致维生素缓慢分解、损失,所以最好在出厂日期后一月内吃掉。

九、罐头食品尽量少吃

卫生故事

罐头好吃，不要贪吃哦

吴先生家是一个幸福的三口之家，吴先生总有这样一个习惯，下班后回到家，在吃晚餐之前，会给自己和五岁的小儿子加餐，免不了家中会有各种各样的"储备粮"，为了方便起见，吴太太总喜欢为家人准备各种各样的水果或者肉罐头。在她看来，罐头不仅口味可嘉，而且浓缩了水果或肉类的营养，是不可多得的好东西。就这样，吴先生跟儿子养成了晚餐之前吃罐头的习惯，几乎每次晚餐之前父子俩都要分食一罐罐头。

长此以往，一段时间之后，吴先生的儿子出现了尿频、尿痛的情况，去医院检查才发现肾脏功能出现了障碍，而罪魁祸首就是他们晚餐之前分食的罐头。因为儿童体质较弱，内脏器官尚处于发育不成熟阶段，尤其是肝、肾的解毒、排毒和代谢功能尚不完善，如果食用罐头过多，会影响儿童的生长和发育，甚至还可能引起慢性中毒。经过治疗，儿子的病情总算得到了控制并好转。

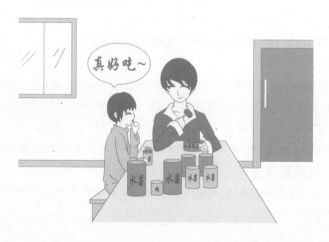

互动讨论

1.罐头食品主要有哪些？我们如何来鉴别罐头食品的好坏？

2.罐头食品吃多了对人体的健康会造成哪些危害？

我们的应对

全球十大垃圾食品名单里，除了常常被大家提到的油炸以及高糖高热量类食品之外，罐头、话梅也榜上有名，平时喜欢吃这些零食的女性朋友要尽量少吃，因为它们虽然貌似是健康的素食品，但很可能含有非常不利于健康的致癌物！

不论是水果类罐头，还是肉类罐头，其中的营养素都遭到大量的破坏，特别是各类维生素几乎被破坏殆尽。另外，罐头制品中的蛋白质常常出现变性，使其消化吸收率大为降低，营养价值大幅度"缩水"。还有，很多水果类罐头含有较高的糖分，并以液体为载体被摄入人体，使糖分的吸收率因之大为增高，可在进食后短时间内导致血糖大幅攀升，使胰腺负荷加重。同时，由于能量较高，有导致肥胖之嫌。

另外肉类罐头中含有大量亚硝酸盐，尤其是罐装肉制品含量更高。它常被作为染色剂和防腐剂应用于加工熟肉。过量摄入亚硝酸盐会导致食物中毒，出现头痛头晕、胸闷气短、恶心呕吐、腹痛腹泻等症状，长期食用甚至会致癌。

因此，我们平时应该多吃新鲜的肉禽奶蛋、蔬菜水果，少吃一些营养成分少、化学添加剂多的水果罐头、肉类罐头，做生活的健康主人！

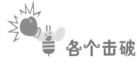

各个击破

方便美味的罐头食品越来越受到那些生活节奏快的消费者青睐。近年来，以肉类罐头、鱼类罐头、水果罐头为核心的罐头产品很受欢迎。然而，世界卫生组织却将罐头食品（包括鱼肉类和水果类）列入"垃圾食品"之列,是什么原因让罐头食品成为"垃圾食品"的呢?

1.破坏氨基酸,使蛋白质变性

高温加热肉制食品时,特别是在121℃下长时间加热,肉中含有的人体必需氨基酸会遭到严重破坏。而肉类罐头都采用121℃的高温高压加热方式进行灭菌。另外,罐头制品中的蛋白质常常出现变性,大大降低了人体的消化吸收率,其营养价值大幅度"缩水"。

2.破坏维生素

水果类罐头、肉类罐头中的维生素都遭到大量破坏。研究数据表明,加工罐头时,肉中的维生素包括维生素 B_1、维生素 B_2、维生素 B_5、维生素 B_6、叶酸等,会受到一定的损失。特别是维生素 B_1,遇热很容易受到破坏,可损失15%~25%,维生素 B_2 可损失10%,维生素 B_5 可损失20%~30%。水果罐头中的维生素C几乎全被破坏。

3.高糖分使胰腺负荷加重

很多水果类罐头都添加了大量的糖,这是为了增加口感。这些糖被摄入人体后,由于能量较高,会导致肥胖。同时,可在短时间内导致血糖大幅度升高,胰腺负荷加重。另外,研究还发现,糖可以改变蛋白质的分子结构,从而影响人体免疫力。

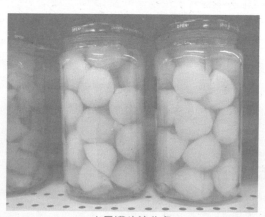

水果罐头糖分多

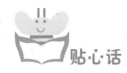

教你一招，如何鉴别罐头食品的好坏

鉴别罐头食品的优劣，首先看出厂日期，目前铁皮罐头的保存期一般为两年，玻璃罐头为一年。其次看形体，查看铁皮罐头有无胖听，有无锈斑，如有则说明罐内食品不新鲜。查看玻璃罐头，如果铁皮瓶盖的盖中部向内凹，瓶内食品颜色正常，汤汁清澈，瓶底内没有沉淀物，食品块形完整，说明瓶内食品是好的；如果瓶内食品变色，汤汁浑浊，有沉淀物，则说明食品已变质。制造罐头时经过蒸煮，罐中肉食品中的水变成蒸气，封罐冷却后蒸气又凝结成水，罐内空气变稀薄，外面的大气就将罐头顶部压扁一些。所以，好罐头的顶部不是平的，而是稍向内凹的；如果罐头食品变质腐败产生了气体，顶端就会胀得向外凸出来。

简而言之，可以概括为"一看罐头盖四周有无锈迹，有锈迹者可能时间较长，质量无法保证；二看色泽，汁明液亮就是好罐头；三看罐头外形是否有凸起，好的罐头顶部是凹的；四用手指敲击罐头，声音应清脆"。

十、中小学生不宜饮酒

悲剧：中学生喝酒一死二昏迷

最近这几天，溪水中学格外沉静。除每天的正常教学外，学校还特别开展安全教育主题班会。这些变化，和前几天发生的一起喝酒死亡事故有关，某班多位同学喝酒出事，其中一人身亡，两人昏迷。

杀手：十瓶啤酒+一瓶红酒+两瓶二锅头+两罐红牛。事发当天刘某以过生日为名,下午放学后,便邀8名同学到餐馆聚餐喝酒,9人在喝了10瓶啤酒和两瓶白酒后,刘某当场身亡,另有两名同学昏迷。事发后同学说,当时他们三人用两瓶二锅头兑红牛喝,喝完就倒了,其中刘某喝得最多。经警方查实,聚餐喝酒时,9人共饮10瓶啤酒和2瓶500mL装红星二锅头,还有从宿舍自带的一瓶红酒,其中出事的三人将两瓶二锅头兑两罐红牛喝下。经卫生部门化验,当时所饮白酒和所吃食物均无异常。初步判断,死者死亡原因为醉酒呕吐物堵塞呼吸道导致窒息而死,确切原因有待尸检。

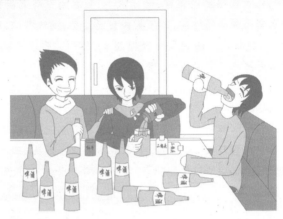

互动讨论

1.饮酒过度主要对人体造成哪些危害?

2.为什么说中小学生不宜饮酒?

我们的应对

多种迹象表明,初、高中生的吸烟、饮酒率有大幅度上升趋势。吸烟饮酒,对青少年的生理、心理健康危害很大,而且因酒后滋事的青年犯罪率也在不断上升,因此应引起人们的足够重视。青少年吸烟、饮酒习惯,是一种习得的不适应的行为模式。以后为了满足其生理和心理的依赖,这种陋习就被维持下来。所以,不要让不健康的心理作怪,大胆对吸烟、饮酒说"不"!

要矫正青少年饮酒的恶习,最重要的是让他们认清饮酒的危害性,需增强自我控制能力,酒精依赖严重者可以寻求一个好的戒酒方法。在日常生活中,如何去矫正青少年饮酒的恶习呢? 在家庭中不兴劝酒之风,与其他酒友隔离。让青少年多阅读一些因过度酗酒而导致中毒、精神病的事例,以引导其对酒的正确认识,从而拒绝酒精诱惑。青少年饮酒有诸多弊端,为了我们自身的健康成长,希望青少年朋友不要染上饮酒的恶习。

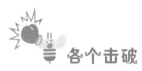 各个击破

1.认识酒类

酒类的主要成分是乙醇,能提供一定的能量,促进血液循环。饮用酒主要有以下三类:

(1)白酒是中国特有的一种蒸馏酒,由淀粉或糖质原料制成酒醅或发酵后经蒸馏而得。

(2)啤酒是人类最古老的酒精饮料,是水和茶之后世界上消耗量排名第三的饮料。啤酒于二十世纪初传入中国,属外来酒种。啤酒是以大麦芽、酒花、水为主要原料,经酵母发酵作用酿制而成的饱含二氧化碳的低酒精度酒。

(3)葡萄酒是用新鲜的葡萄或葡萄汁经发酵酿成的酒精饮料。通常分红葡萄酒和白葡萄酒两种。前者是红葡萄带皮浸渍发酵而成;后者是葡萄汁发酵而成的。葡萄酒以及其他果酒富含维生素、矿物质、有机酸及其他保健因子,对人体有一定的营养和保健作用。

适量饮酒对人体有益,但酒的生产需经历一系列复杂的生物化学和物理化学过程,原料、菌种、生产工艺及设备、环境、纯度等多种因素会影响酒的质量,往往会带入或产生一些有害物质,可引起饮用者的急性或者慢性中毒,酒的卫生质量直接影响饮用者的身体健康。

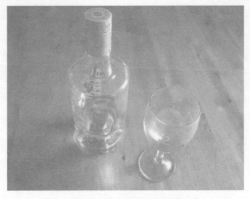

饮酒过多危害身体健康

2.青少年不能酗酒

中小学生应该集中精力学习,但少数学生模仿大人,在生日聚会或外出郊游时开怀痛饮,甚至划拳猜令,喝得东倒西歪,日久产生酒瘾,整天琢磨喝酒,寻求酒精刺激。他们长期饮酒,注意力无法集中,记忆力、判断力下降,致使智力减退,学习退步。更严重的是,酒精(乙醇)是一种麻醉剂,会影响中枢神经系统,导致其他疾病的发生。酒精可以使人早衰。中小学生正处于成长发育阶段,身体的各部分器官尚不完全成熟,尤其肝脏的解酒功能不完善,饮酒对身体的损伤更加严重,会影响到身体的正常发育,甚至会造成死亡,所以青少年千万不能过量喝酒。最好少饮、不饮酒。

 贴心话

母亲饮酒胎儿同"醉",你知道吗

某项有关孕妇饮酒状况调查结果显示,中国妇女在孕期,不论是饮酒的频率还是每次饮酒的酒精摄入量,都明显低于外国妇女,大多数接受调查者怀孕期间没有饮酒。但是,中国准妈妈饮酒,对子女认知行为能力的危害比外国准妈妈更显著,问题儿童检出率也更高。这是由于基因型的关系,中国人对酒精更敏感。

　　在胎儿时期母亲有酒精接触史的儿童，出现行为问题的风险显著高于母亲怀孕期间没有酒精接触史的儿童，尤其是焦虑和抑郁以及异常思维问题的发生。母亲饮酒，胎儿真的也会跟着"醉"。国外早在1973年就已提出胎儿酒精综合征（FAS）：在母亲孕期有酒精接触史的婴幼儿，可能表现出特征性颜面畸形、宫内发育迟滞、出生后的发育迟滞。

母亲饮酒胎儿同"醉"

第六篇
食品卫生的法规与监督管理

　　同学们,保护消费者的合法权益,维护流通领域的食品安全,是全社会的共同责任,政府及行政执法部门负有监管责任,广大消费者负有社会监督责任。那你们了解有关于食品安全的法律法规吗? 在平时日常生活中吃到、买到不合格食品应该向谁投诉举报呢? 在购买食品时我们应该注意哪些食品标志呢? 这一章将带大家学习"食品卫生的法规与监督管理"。让我们在消费中更好地做到自我保护,为营造良好的生活消费环境而努力!

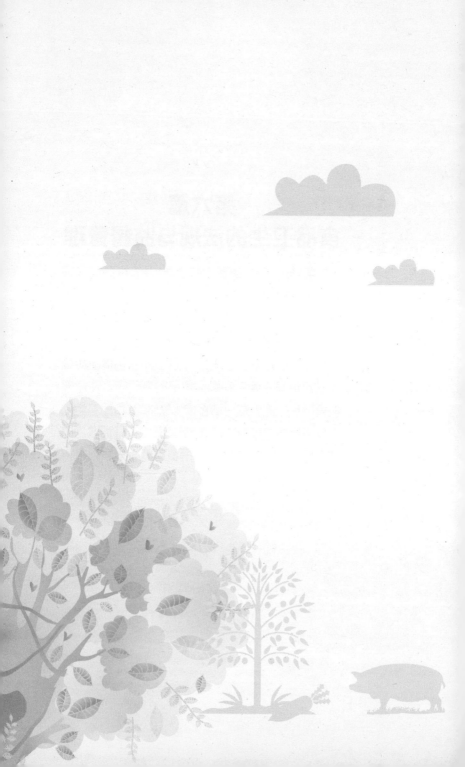

一、食物中毒的判别与处理

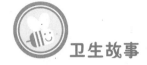

卫生故事

食物中毒惹大事

一天傍晚,12岁的小杰拿着家人给的一块钱在自家附近的小摊儿上买了一串毛鸡蛋吃,吃了没多久,他的嘴唇就紫了。不光是小杰,吃了那个小摊毛鸡蛋的30多个人都出现了异常反应,甚至有人还当场倒在了地上。这时,人们才意识到一定是吃毛鸡蛋中毒了。于是,大家赶紧将中毒的人送往医院进行抢救。抢救了一个多小时,最后小杰还是没能逃脱过这一劫。有关部门对该事件进行了调查,认定小杰是吃了含有亚硝酸盐的毛鸡蛋而引起的食物中毒。最终,54岁的无照摊贩祁某因为过失投放危险物质罪被判处有期徒刑四年半。

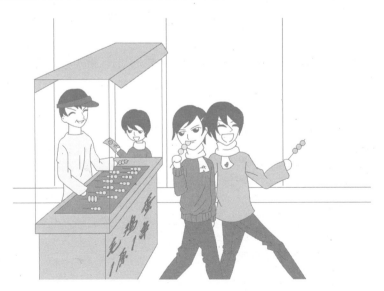

互动讨论

1.食物中毒后会有哪些症状出现呢?

2.当小杰食物中毒后,家人应该采取哪些处理措施呢?

3.当我们身边的人发生食物中毒后,应该采取哪些紧急的措施来进行急救以暂缓病情的进展呢?

我们的应对

食物中毒的现象多见,食物中毒的表现常有恶心、呕吐、腹痛、腹泻等消化道症状。食品卫生知识的匮乏往往会造成处理方法不当,从而导致悲剧的发生。那么我们应该采取哪些措施来避免食物中毒的发生以及保障自己的权利呢?

(1)到正规商家购买食物或就餐。避免食物中毒,采取良好的预防措施是关键,我们应该尽量不要到没有营业执照或卫生条件较差的路边摊或小餐馆用餐,这不仅有利于维护自己的合法权益,也有利于食品行业的规范管理。

(2)收集、保留相关证据,比如怀疑引起中毒的食物残渣、呕吐物、大便等,其中保存食物残渣尤为重要,有的消费者将吃后的食物残渣直接扔到垃圾堆,即使保留了呕吐物和大便,有时也难以检测出变质物。

(3)购买食物或外出就餐时索取发票和消费凭证,有发票及收据作为保障,即使不法商家想抵赖,也难以逃脱自己白纸黑字写下的证据,难以逃脱法律的追究。

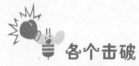

各个击破

1.食物中毒的特征与症状

(1)短时间内大量出现相同症状的病人;有共同的进食史;不吃这种食物者不发病;停止吃该种食物后中毒症状不再出现。

（2）食物中毒一般在用餐后4~10小时发病,高峰期出现在用餐后6小时左右。

（3）食物中毒后的第一反应往往是腹部不适,中毒者首先会感觉到腹胀,一些患者还会腹痛,个别的还会发生急性腹泻。

（4）与腹部不适伴发的还有恶心,随后会发生呕吐的情况。其症状以恶心、呕吐、腹痛、腹泻为主,往往伴有发烧。

2.食物中毒的紧急处理措施

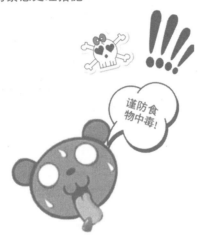

谨防食物中毒

一旦有人出现上吐、下泻、腹痛等食物中毒症状,首先应立即停止食用可疑食物,同时,立即拨打120呼救。在急救车到来之前,可以采取以下自救措施:

（1）催吐。对中毒不久而无明显呕吐者,可用手指、筷子等压迫其舌根部的方法催吐,或让中毒者大量饮用温开水并反复自行催吐,以减少毒素的吸收。

（2）导泻。如果吃下中毒食物的时间较长（超过两小时）,而且精神较好,可采用服用泻药的方式,促使有毒食物排出体外。

（3）解毒。如果是吃了变质的鱼、虾、蟹等引起的食物中毒,可取食醋100mL加水200mL,稀释后一次服下。若是误食了变质的饮料或其他含防腐剂的食物,最好的急救方法是用鲜牛奶或其他含蛋白的饮料灌服。

3.食物中毒证据的收集与保存

就餐前，要注意观察食物色泽、外观是否正常，是否变质，有无异物或异味，如果发现问题，不要食用。就餐时，还应索取并保存好消费票据等相关证据。就餐后，如果发生恶心、呕吐、腹泻等食物中毒症状，要及时到医院就诊。如果被医院确诊为食物中毒，应保留好就餐收据、剩余食物及医院的病历卡、检验报告等相关证据，以便向相关卫生部门投诉。

最常见的可引起中毒的食物

（1）长斑的红薯：红薯上长黑斑，是由于感染黑斑菌所致，吃后易中毒。

（2）发芽、绿土豆：发芽土豆的嫩芽和变成绿色的皮中龙葵素含量很高，食用易中毒。

（3）新鲜蚕豆：对蚕豆过敏者食后会引起过敏性溶血综合征，出现全身乏力、贫血等症状。

（4）未腌透的咸菜：腌菜时如果放盐量不足，腌制时间不满8天，可造成亚硝酸盐中毒。

（5）发黄的银耳：银耳变质发黄是受黄杆菌污染所造成的，吃了可引起头晕、肚痛和腹泻等中毒现象。

（6）无根豆芽：在生产过程中，多施用除草剂使生长出来的豆芽没有根，而除草剂中含有致癌、致畸和致突变的有害物质。

（7）青西红柿：未成熟的青西红柿含有毒性物质龙葵素，吃后可出现恶心、呕吐等中毒症状。

（8）鲜黄花菜：鲜黄花菜中含有秋水仙碱，它在体内就转化成二秋水仙碱毒素，可引起嗓子发干、胃部烧灼感、血尿等中毒症状。

（9）变色的紫菜：变色的紫菜会产生环状多肽、岩藻毒素等有毒物质而污染紫菜，使紫菜的色泽褪为蓝紫色，不能食用。

（10）烂白菜：腐烂的大白菜中含有亚硝酸盐，亚硝酸盐与人体血液作用，形成高铁血红蛋白，从而使血液失去携氧功能，使人缺氧中毒，轻者头昏、心悸、呕吐、口唇青紫，重者神志不清、抽搐、呼吸急促，抢救不及时可危及生命。

11.腐烂的生姜：腐烂后的生姜产生毒性很强的黄樟素，即使量很少，也能引起肝细胞中毒和变性。

12.没煮熟的四季豆：生的四季豆中含皂甙和血球凝集素，皂甙对人体消化道具有强烈的刺激性，可引起出血性炎症，并对红细胞有溶解作用。豆粒中还含红细胞凝集素，具有红细胞凝集作用，食用后会引起中毒。

二、保障食品卫生的法律法规

卫生故事

食物中毒起纠纷　红盾维权获赔偿

7月的一天下午，杨某及其朋友三人在家附近的市场内的一间百货店购买了熟食2只鸡和1只鸭。当晚食用后，三人均出现腹泻症状。杨某猜想是食用了熟食引起的，于是细看剩下的熟食，发现确有发霉变质的现象。于是三人再次前往该百货店，要求店主陪同去医院治疗，同时赔偿其误工费。店主对此却不予理睬。多次交涉无果，无奈之下，杨某拨打了12315投诉电话。在工商局工作人员的调解下，最终双方达成一致协议：由店主全额赔偿消费者杨某等三人医疗费、误工费等各项损失。

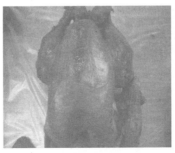

变质鸡致中毒

互动讨论

1.保障食品卫生的法律法规主要有哪些呢?

2.当我们购买食品时,合法权益受到侵害后,我们应该如何依法维权呢?

 我们的应对

在上述事例中,杨某的做法基本是正确的。通过与店主的沟通未果后,用法律的手段维护了自己的合法权益,得到了满意的结果。但有的消费者往往麻痹大意,分明自己的合法权益受到侵害,却只能吃哑巴亏,自己的合法权益得不到有效的维护。

接下来就让我们看一下,哪些错误的行为会导致食物中毒后合法权益得不到维护:

(1)先找老板理论,这会提醒他们,不管有没有问题,他们都会把剩余的食材全部处理,这样卫生监督人员也查不出什么来,所以应该直接找相关部门投诉。

(2)不保留相关证据,吃完的食物残渣直接扔进垃圾堆,即使保留了呕吐物和大便,有时也难以检测出变质物。

(3)不索取发票和消费凭证,不法商家会抵赖,自己的合法权益同样得不到维护。

因此,作为消费者,我们应该事事留心,处处谨慎,使我们所购买及食用的食品都能够符合食品卫生标准,当其不符合食品卫生标准时我们能够正确地运用好法律武器,用各种保障食品卫生的法律法规使自己作为消费者的权益得到维护,从而使生活更加美好。

 各个击破

保障食品的卫生与安全是实现生活质量提高的重要措施,那么如何来保证我们日常生活中的食品都能够符合食品卫生标准呢？在我国从国家到地方都出台了一系列的法律法规，接下来就让我们来认识一下这些保障食品卫生的法律法规吧！

1.保障食品卫生的法律法规

在我国保障食品卫生的法律法规大致可以分为三类，一是综合性法律法规，二是各项单项法律法规，三是食品标准和管理办法。

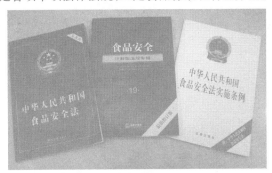

《中华人民共和国食品安全法》

（1）综合性法律法规

如《中华人民共和国食品安全法》，就是国家强制实施的对食品生产、经营实行卫生监督管理的法律规范，它是我国食品安全最基本的法律法规。《食品安全法》明确了各部门的监管职责，确立了分段监管的体制，主要是卫生、农业、质检及食品药品监督管理部门分别负责对食品安全风险的评估、食品标准的制定，对初期农产品、食品生产环节和食品流通环节以及餐饮服务方面的监管，从而实现从原料到产品、从生产到流通、餐饮的全程监管。

（2）各项单项法律法规

针对食品某一方面所制定的法规，如《进出口食品卫生管理暂行办法》，该规章作为食品安全监管法律体系的重要组成部分，进一步强化了对食品进出口企业的检验监管，确保了老百姓的安全消费。

（3）食品标准和管理办法

我国已经制定了很多食品卫生标准，如《粮食卫生标准》《食品植物油卫生标准》，以及各种调味品、肉、乳、蛋、水产品、豆制品等的卫生标准。为了保证食品卫生标准的执行,我国还对各类食品和包装容器、食品添加剂制定了卫生管理办法。例如,2001年第一季度至第三季度,蔬菜类化学农药残留超标问题相当严重,针对农药超标严重的问题,我国出台了 GB 2763—2005《食品中农药最大残留限量》的卫生标准。

2.当合法权益受到侵害,我们如何维权

消费者与经营者发生消费权益争议后,我们可以依据相关法律采取以下五种解决途径:

(1)与经营者协商和解。

(2)请求消费者协会调解。

(3)向有关行政部门申诉。

(4)根据与经营者达成的仲裁协议提请仲裁机构仲裁。

(5)向人民法院提起诉讼。

保障食品卫生的法律法规

贴·心·话

依法维权知多少

我们经常会购买到一些假冒伪劣或者变质的商品,但是,因为种种原因,我们的合法权益未得到维护。那么如何才能保证我们的利益得到最大限度的维护呢?首先要到正规商店、超市购买食品,并索取消费凭证;在购买熟食、乳品等即食食品时,一定要注意产品是否过期;另外在购买熟食、乳品饮料等后,要尽快食用,如遇到高温天气要注意冷藏;一旦发现变质食品,应尽快同商家联系并保存食物,为日后投诉保存证据。

三、我国目前的食品安全监管情况

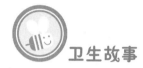

卫生故事

食品的安全卫士

　　周妈妈的女儿思琪结婚了。婚宴当天,思琪的婚宴上来了很多亲友好友。周妈妈高兴坏了,她粗略估计了一下,约有500多人参加,可真是热闹非凡。可是,周妈妈的高兴劲儿还没过去,事情就出现了意外的发展。用餐后,部分朋友出现了恶心、呕吐、腹疼等症状,当晚就有58人被送进医院救治。还好由于救治及时,没有人死亡。

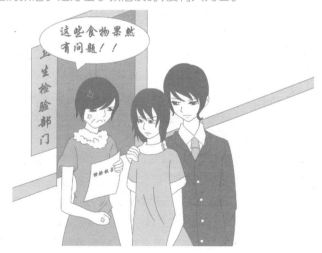

周妈妈气愤极了,她把婚宴上的食物拿去卫生防疫部门检验。果然不出周妈妈所料,卫生防疫部门的检验报告证明食物有问题。于是,周妈妈拿着消费的凭据以及在医院就医的单据,向法院提出诉讼,并依法要求索赔。在卫生行政部门与店家的协商调解下此事件得到了最后的解决。

互动讨论

1.《食品安全法》对我国食品安全监管体制是怎么规定的?我国食品安全监管部门有哪些?

2. 我们日常生活中遇到问题该如何依法维权?

我们的应对

食品安全关系民生及人民群众的正常生活。为保证食品安全监督管理工作的顺利进行,1995年我国出台了《食品卫生法》,确定了卫生部门食品卫生执法主体地位,明确规定国家实行食品卫生监督制度。国务院卫生行政部门主管全国食品卫生监督管理工作,国务院有关部门在各自的职责范围内负责食品卫生管理工作,包括农业部门负责种植、养殖环节监管,铁道、交通部门设立的食品卫生监督机构负责本行业内部的食品卫生监督,城乡集市贸易的食品卫生管理工作由工商部门负责,食品卫生监督检验工作由卫生行政部门负责,进口食品及相关产品由口岸进口食品卫生监督检验机构进行卫生监督检验等。但是,从2003年起,食品安全监管进入分段监管与综合协调相结合阶段,2009年2月《食品安全法》发布,从法律上明确了分段监管和综合协调相结合的体制,并规定国务院成立食品安全委员会作为高层次议事协调机构。国家从法律的层面设置了一系列食品安全监管部门,为人民的身体健康撑起了一把强有力的保护伞。这些监管机构主要包括卫生行政部门、质量监督(质量技术监督局)、工商行政管理(工商局)和食品药品监督管理部门(食品药品监督管理局)等,分别对食品安全综合协调、食品生产、食品流通、餐饮服务活动实施监督管理。我们消费者应了解目前的食品安全监管模式、相应监管部门及相关法律常识,养成妥善保存消费单据、发票等证据的习惯,一旦遇到食品安全问题,及时向相应的食品安全监管部门举报,并依法与商家协商妥善解决,维护我们消费者的正当利益。

 **各个击破**

1.目前我国的食品安全监管模式和监管部门

说到监管模式,必须提及一下2004年的《国务院关于进一步加强食品安全工作的决定》。这个文件提出,"按照一个监管环节由一个部门监管的原则,采取分段监管为主、品种监管为辅的方式……农业部门负责初级农产品生产环节的监管;质检部门负责食品生产加工环节的监管……工商部门负责食品流通环节的监管;卫生部门负责餐饮业和食堂等消费环节的监管;食品药品监管部门负责对食品安全的综合监督、组织协调和依法组织查处重大事故。"

为了在基本体制不变的情况下进一步理顺食品安全监管体制,落实食品安全综合监督责任,强化食品安全监管,在2008年召开的第十一届全国人大一次会议上,通过了国务院机构改革方案,将国家食品药品监督管理局改由卫生部管理,明确由卫生部承担食品安全综合协调、组织查处食品安全重大事故的责任,负责组织制定食品安全标准;国家食品药品监督管理局则负责餐饮服务许可,监管餐饮服务、食堂等消费环节食品安全。调整后,卫生部门履行食品安全综合监督职责,农业部门、质监部门和工商部门仍然分别对农产品生产环节、食品生产加工环节和食品流通环节实施监管。2009年开始实施的《食品安全法》实行"地方政府负总责,监管部门各负其责"的分段监管模式。《食品安全法》要求县级以上地方人民政府统一负责、领导、组织、协调本行政区域的食品安全监督管理工作,建立健全食品安全全程监督管理的工作机制。建立健全食品安全监督管理部门的协调配合机制,整合、完善食品安全信息网络,实现食品安全信息共享和食品检验等技术资源的共享;地方各级卫生行政、农业行政、质量监督、工商行政管理、食品药品监督管理部门依照《食品安全法》和国务院的规定履行食品安全监督管理职责。简单来讲,食用农产品生产环节安全由农业部门负责监管,工业化生产的食品安全由质监部门负责监管,商店、商场、批发市场等流通环节的食品安全由工商部门负责监管,餐馆、宾馆、食堂等餐饮服务环节的食品安全由食品药品监管部门负责监管,进出口食品由出入境检验检疫机构监管,其余食品品种依法由不同部门负责监管。

2.各食品安全监管部门对食品安全监管采取的措施

按照法律法规的规定,质量监督、工商行政管理、食品药品监督管理部门履行各自食品安全监督管理职责时,有权采取下列措施:(1)进入生产经营场所实施现场检查;(2)对生产经营的食品进行抽样检验;(3)查阅、复制有关合同、票据、账簿以及其他有关资料;(4)查封、扣押有证据证明不符合食品安全标准的食品,违法使用的食品原料、食品添加剂、食品相关产品,以及用于违法生产经营者或者被污染的工具、设备;(5)查封违法从事食品生产经营活动的场所。

3.《食品安全法》保护消费者的措施

从我们消费者角度而言,《食品安全法》在保护消费者方面有诸多亮点。首先,《食品安全法》规定,国家建立食品召回制度,要求发现问题食品,必须实行召回,这样有效地防止了问题食品造成大面积危害。其次,如果食品生产经营者违反《食品安全法》生产经营了不合格产品,应当承担民事赔偿责任和缴纳罚款、罚金,其财产不足以同时支付时,先承担民事赔偿责任,其宗旨在于维护受损害消费者的利益,体现以人为本和向弱者倾斜的理念。第三,生产不符合食品安全标准的食品或者销售明知是不符合食品安全标准的食品,消费者除要求赔偿损失外,还可以向生产者或者销售者要求支付价款十倍的赔偿金。这是相比长期以来的两倍赔偿的一个重大改变。最后,《食品安全法》还规定了社会团体或者其他组织、个人在虚假广告中向消费者推荐食品,使消费者的合法权益受到损害的,与食品生产经营者承担连带责任,这就是之前公众关注的"明星代言要担责"。

4.消费者自我保护常识

这里也给大家一些小的建议,例如大家在购买食品时,首先要确保购买的食品包装完好无损,并核实外包装上是否有完整的产地、厂址、厂名、电话等信息,要看是否标注清楚了保质期。不要轻信经营者对食品的广告宣传。在购买食品后,要注意保存购物凭证和发票,出现问题后以便投诉举证。注意选购具有国家认证"QS"标志的食品。发现食品安全问题,应持相关证据,及时到相关部门进行投诉,例如,属于农产品问题的找农委(12316),属于食品本身质量问题的找质监局(12365),属于食品流通问题的找工商局(12315),属于餐饮服务环节的找食品药品监管部门(12331,目前部分省市开通,具体可以查询当地114)。

5.消费者举报投诉要点

向食品安全监管部门投诉举报食品安全问题是每一位消费者享有的基本权利,受到我国法律的保护和鼓励,《食品安全法》规定"任何组织或者个人有权举报食品生产经营中违反本法(指食品安全法)的行为"。消费者通过投诉举报一方面可以直接维护自身的合法权益,因为食品安全监管部门对食物中毒调查处理结果是民事诉讼过程中申请赔偿的重要证据;另一方面,通过向食品安全监管部门检举食品安全的违法行为,可以维护社会公众利益,当前涉及食品安全问题举报的线索已成为监管部门立案查处的重要案源之一。

监管部门在受理群众投诉举报时,经常会碰到投诉举报者因不知投诉举报有关常识致使时机贻误、证据消失,自身合法权益无法有效维护,甚至无法追究食品安全违法肇事者的责任。这里以广大消费者常见的餐饮消费为例介绍在投诉举报时的注意要点:

(1)餐饮服务食品安全投诉举报的受理范围包括无证经营、超出许可范围经营、制售劣质不合格食品行为、食物中毒、从业人员不符合健康管理制度等违反食品安全法律法规要求的行为。

(2)投诉举报一定要及时,在事发后尽可能早地向餐饮服务提供者所在地食品药品监管部门反映,监管部门才能在第一时间内调查处理,维护消费者的权益。比如发生食物中毒时,有的消费者想和饭店"私了",以获得一定赔偿,往往"私了"不成时才想到投诉举报,这时调查处理食物中毒的最佳时机已丧失,可疑食品被销毁,加工操作场所被清洗消毒,中毒者已康复,监督管理部门不能取到有力证据。此时,如果饭店又反悔不认账,食品药品监管部门也难帮助受害的消费者维护权益。

（3）在投诉举报时，要尽可能提供收集保存的证据，供食品药品监管部门查证使用，如：发票、门诊或住院病历、照片等。所以，消费者在餐饮消费时要索取发票，保留好有关证据。

（4）在投诉举报时，要尽可能翔实，把要投诉的或要举报的事实如实向监管部门反映，不捏造或歪曲事实，要有明确的投诉举报对象，包括名称、地址，举报还要有具体的违法事实，以便能及时立案查处、尽早结案。用电话或信函举报时，最好不要匿名，要充分信任监管部门，留下真实姓名和联系方式，便于进一步核实情况，防止疏忽重要线索，并能将查处结果及时反馈给举报者。

贴·心·话

卫生监督员制服——维护健康生活的象征

1.帽徽

帽徽由国徽和橄榄枝组成。国徽象征国家赋予卫生监督员的执法权力，橄榄枝象征良好的生活环境。该标志表示国家通过卫生监督执法创建良好的生活环境以维护和促进公众健康。

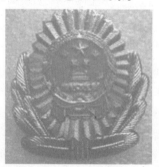

卫生监督制服帽徽

2.肩章

肩章中间的卫生监督标志代表卫生监督执法队伍，五条由宽到窄的黄线代表由法律、法规、规章、规范性文件、卫生标准构成的卫生监督法律体系。肩章天蓝底色表示良好的生活环境。该标志表示卫生监督执

法队伍通过依法开展卫生监督执法工作,创造良好的生活环境以维护和
促进公众健康。

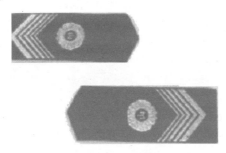

卫生监督制服肩章

四、认识食品质量管理体系

卫生故事

全国各地严查——23种假冒保健食品不幸落网

2012年2月7日,国家食品药品监督管理局在其官网曝光了"7色
瘦"等23种假冒保健食品,它们大多被检出西布曲明、伐地那非、酚酞等
化学药物成分。国家食品药品监督管理局要求各省(区、市)食品药品监
督管理局依法严肃查处。

国家食品药品监督管理局要求各省(区、市)食品药品监督管理局,
依法加强辖区保健食品市场监督检查,发现上述产品,依法采取控制措
施;对生产经营上述产品的企业,依法严厉查处;涉嫌刑事犯罪的,及时
移送公安机关。

同时,国家食品药品监督管理局提醒消费者在购买食品、保健品时,
应注意翻看食品袋以寻找相关的质量标志,一旦发现不合格或违法产

品,及时向当地食品药品监督管理部门举报。

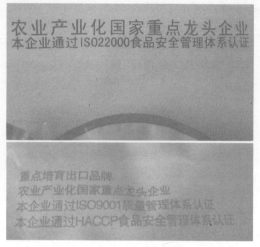

食品外包装上通过ISO国际质量认证的标志

互动讨论

1.为了保证食品的质量安全,让食品问题无立足之地,我们国家采取了哪些措施?

2.什么样的食品才是安全的呢?

我们的应对

"民以食为天",食品是人类赖以生存的物质基础,我国《食品安全法》中规定:"食品安全,指食品无毒、无害,符合应当有的营养要求,对人体健康不造成任何急性、亚急性或者慢性危害。"由此可见,食品质量的安全是食品必须具备的基本要求。

近年来,随着国际市场竞争的日趋激烈,质量认证已被越来越多的国家所重视和采用,经过质量认证的产品,不仅提高了消费者购买产品的安全感,也在对外合作中提高了与合作伙伴的信任度。为了保障食品的安全质量工作行之有效,我国已建立了一系列的食品质量管理体系,有计划、有方略地保证食品的质量安全,让不断涌现的食品安全问题找不到立足之地。我们先了解一些相关的质量管理体系,在面对琳琅满目的食品时,就可以优先选购、放心购买标有相关质量管理体系标志的食品。

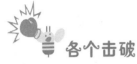 **各个击破**

1.质量管理体系(QMS)

ISO9001:2005标准定义为"在质量方面指挥和控制组织的管理体系",通常包括制定质量方针、目标以及质量策划、质量控制、质量保证和质量改进等活动。实现质量管理的方针目标,有效地开展各项质量管理活动,必须建立相应的管理体系,这个体系就叫质量管理体系。

国际化标准组织(ISO)于1987年发布ISO9000族国际标准,将对产品质量的最终检验与实验的把关转化为了对产品及服务全程的管理及监督。HACCP(危害分析和关键控制点)是一种简单、科学、实用的预防性食品安全质量控制体系,是建立在良好操作规范(GMP)和卫生标准操作程序(SSOP)基础上的。GMP是一种特别注重在生产过程中实施对产品质量与卫生安全的自主性管理制度,能确保HACCP计划的完整性及加工产品的安全性。

下面就ISO9000质量管理体系、HACCP及GMP做简单介绍。

(1)ISO9000质量管理体系认证

ISO是国际标准化组织的简称,是一个全球性的非政府组织,是国际标准化领域的一个十分重要的组织,其成员由来自世界上100多个国家的国家标准化团体组成,代表我国参加ISO的国家机构是中国国家技术监督局,国际标准化组织于1987年发布了ISO9000族国际标准,将对产品质量以最终检验与实验的最终把关转化为对产品全过程加以管理和实施监督。

目前,我国的质量认证工作正在取得长足的发展,对我国企业来说,通过公正独立的第三方认证获得的质量认证证书,是产品及服务进入国际市场的通行证。获得质量认证证书不仅可以提供满足顾客一般或特别需要的产品或服务,扩大销售渠道和销售量,还能够完善经营管理,帮助企业树立全球经济意识,带动服务和产品的结构调整,推动技术改造,从而增强自身实力。同时,也能够表明生产者、经营者对消费者的尊重和对社会的负责,打破国际贸易中的技术壁垒,避免重复抽查和检验,从而节约了人力、财力和物力。

（2）HACCP

HACCP即"危害分析和关键控制点",是一种科学、简便、实用的预防性食品安全控制体系。HACCP是以科学为基础,通过系统性地确定具体危害及控制措施,以保证食品安全性的体系。HACCP的控制体系着眼于预防而不是依靠产品的检验来保证食品的安全。HACCP是一个适用于各类食品企业的简便、易行、合理、有效的控制体系。

HACCP具有针对性、预防性、经济型、实用性、强制性和动态性的特点,作为一个预防体系存在。可以在问题出现之前就采取纠正措施,积极主动地控制,通过对易于监控的特性实时控制,简单而快速,与化学分析、微生物检验相比费用低廉,尽可能的涉及了与产品安全性有关的各层次人员,实现了全员参与,即使食品生产对最终产品的检验转化为控制生产环节中的潜在危害,应用最少的资源做了最有效的事情。

（3）GMP

GMP是良好操作规范的简称,是一种安全和质量保证体系。其宗旨在于确保在产品制造、包装和储藏等过程中的相关人员、建筑、设施和设备均能符合良好的生产条件,防止产品在不卫生的条件下,或在可能引起污染的环境中操作,以保证产品安全和质量稳定。

GMP的重点是确认食品生产过程的安全性,防止异物、毒物、微生物污染食品;有双重检验制度,防止出现人为损失;建立完善的标签发放使用制度,生产记录、报告的存档等管理制度。推行食品GMP的主要目的是提高食品的质量与卫生安全,保护消费者与生产者的合法权益,强化食品生产者的自主管理体制,促进食品工业发展。

这三种食品质量管理体系保障了我国食品的安全质量工作行之有效,有计划、有方略地保证了食品的质量与安全,让不断涌现的食品安全问题找不到立足之地。有上述认证标志的保障,我们消费者可以得知更多的安全信息,也能更加放心地购买商品,另外这些标志的认证也使我国在对外合作中与合作伙伴的信任度得到了较大程度的改善。

2.食品质量与安全

食品质量安全包含三个内容:一是食品的污染对人类健康、安全带来的威胁;二是食品工业技术发展带来的质量安全问题;三是滥用食品标志。

"民以食为天,食以安为先"。在生活质量不断提高的今天,食品安全已经成为百姓最关心的问题之一。食品质量安全关系到人民群众的身体健康、生命安全以及社会经济发展。食品安全是指食品按国家制定的安全标准生产,质量管理是通用的标准,同样适用于食品业,食品安全得到认证的有QS标签。

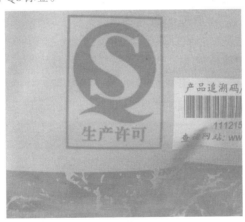

QS质量安全标志

3.QS生产准入标志

QS食品安全准入的作用包括三方面:(1)确保广大消费者的人身健康和生命安全;(2)提高食品企业的生产力和质量水平;(3)规范食品市场秩序,促进食品工业发展。

4.食品安全与质量管理评价体系及其构成

我国食品行业的质量安全管理主要是在原料供给、生产环境、加工、包装和贮存运输以及销售等环节来进行的,接下来就让我们认识一下食品安全与质量管理评价体系的构成吧!

（1）原材料的质量与安全：食品中农药、化肥的残余量，重金属的含量，致癌物质的含量不得超过相关标准，要注意保障禽类、家畜的饲料安全。

（2）生产加工领域的质量与安全：注意食品生产企业周围的有害气体，库房内应设置相应的防鼠、防蚊蝇、防昆虫的有效措施，避免危及食品质量安全；生产设备均应符合ISO9000相关标准，生产加工过程应严格规范，食品添加剂需要符合国家有关规定量，企业生产操作人员不能有传染病，必须具有一定数量合格的质量检验人员；产品标签应包括产品的名称、厂名、厂址、配料表、净含量、生产日期及保质期、产品标准代号和顺序号等。

（3）流通领域的质量与安全：用于储存、运输和装卸食品的容器包装、工具、设备必须无毒、无害，符合相关的卫生要求，保持清洁，防止食品污染。

（4）销售领域质量与安全：销售过程中，要对从业人员进行培训，提高质量安全意识，增加消费者对食品的满意程度，正确处理剩余和腐败变质食品。

贴心话

食品安全标志

目前市场上有多种安全标志，而我们生活中最常见的、最基本的食品安全标志有3个。

1.绿色食品标志：突出食品源自良好生态环境，有利于环保，自身也没有污染。绿色食品分为A级和AA级两种，由农垦部门评定，期限三年。

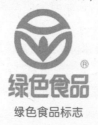

绿色食品标志

2.无公害农产品标志:产品生产过程中允许限量、限品种、限时间地使用人工合成的安全化学农药、兽药、渔药、肥料、饲料添加剂等,它保证人们对食品质量安全最基本的需要。

无公害农产品标志

3."QS"质量安全标志:QS制度即食品质量安全市场准入制度,凡进入该制度范围内的食品生产企业才能拿到食品生产许可证,并在销售单元上贴有QS标志才允许进入市场销售。

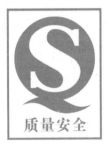

"QS"质量安全标志

主要参考文献

1.孙长灏.营养与食品卫生学[M].第6版.北京:人民卫生出版社，2007:272~517.

2.姜忠丽主编.食品营养与安全卫生学[M].第1版.北京:化学工业出版社,2010:153~256.

3.肖荣.营养医学与食品卫生学[M].第1版.北京:中国协和医科大学出版社,2003.

4.杜希贤.营养与食品卫生学[M].第3版.北京:人民卫生出版社，2001.

5.李梦东,王宇明主编.实用传染病学[M].第3版.北京:人民卫生出版社,2004:428~887.

6.斯崇文,贾辅忠,李家泰.感染病学[M].第1版.北京:人民卫生出版社,2004:410~436.

7.姚光弼,范上达,廖家杰.主编.临床肝脏病学[M].第1版.上海:上海科学技术出版社,2004:333~411.

8.李兰娟主编.手足口病[M].第1版.杭州:浙江科学技术出版社,2008:9~125.

9.杨绍基,任红,李兰娟.传染病学[M].第7版.北京:人民卫生出版社,2008:149~336.

10.李雍龙.人体寄生虫学[M].第7版.北京:人民卫生出版社,2008:30~180.

11.董柏青,陈娜萦,林玫.霍乱流行及防治史研究概况[J].广西预防医学,2005,2:118~121.

12.李丽,张再兴,周升.溶组织阿米巴的流行、诊断和治疗[J].中国热带医学,2006,5:904~905.

图书在版编目(CIP)数据

青少年食品卫生知识 / 朱红梅主编. -- 重庆：西
南师范大学出版社，2013.1(2017.5 重印)
(青少年卫生知识读物)
ISBN 978-7-5621-6133-2

Ⅰ. ①青… Ⅱ. ①朱… Ⅲ. ①食品卫生—青年读物②
食品卫生—少年读物 Ⅳ. ①R155-49

中国版本图书馆CIP数据核字(2012)第311194号

青少年食品卫生知识

主　编　朱红梅

策　　　划：	刘春卉　杨景罡
责任编辑：	张渝佳　罗　勇
特邀编辑：	杨炜蓉
插图设计：	张　昆　李　丽
装帧设计：	曾易成
出版发行：	西南师范大学出版社
	地址：重庆市北碚区天生路2号
	邮编：400715　市场营销部电话：023-68868624
	http://www.xscbs.com
经　　销：	新华书店
印　　刷：	重庆紫石东南印务有限公司
开　　本：	889mm×1194mm　1 / 32
印　　张：	9
字　　数：	160千字
版　　次：	2013年1月　第1版
印　　次：	2017年5月　第3次印刷
书　　号：	ISBN 978-7-5621-6133-2

定　　价：20.00元

　　衷心感谢被收入本书的图文资料的原作者。由于条件限制，暂时无法和部分作
者取得联系。恳请这些原作者与我们联系，以便付酬并奉送样书。